Adil Mevawala
Shandilya Ramanojam

Cirurgia Ortognática

Adil Mevawala
Shandilya Ramanojam

Cirurgia Ortognática

Complicações em Cirurgia Ortognática

ScienciaScripts

Imprint
Any brand names and product names mentioned in this book are subject to trademark, brand or patent protection and are trademarks or registered trademarks of their respective holders. The use of brand names, product names, common names, trade names, product descriptions etc. even without a particular marking in this work is in no way to be construed to mean that such names may be regarded as unrestricted in respect of trademark and brand protection legislation and could thus be used by anyone.

Cover image: www.ingimage.com

This book is a translation from the original published under ISBN 978-620-3-46394-1.

Publisher:
Sciencia Scripts
is a trademark of
Dodo Books Indian Ocean Ltd. and OmniScriptum S.R.L publishing group

120 High Road, East Finchley, London, N2 9ED, United Kingdom
Str. Armeneasca 28/1, office 1, Chisinau MD-2012, Republic of Moldova, Europe
Managing Directors: Ieva Konstantinova, Victoria Ursu
info@omniscriptum.com

Printed at: see last page
ISBN: 978-620-3-39279-1

Copyright © Adil Mevawala, Shandilya Ramanojam
Copyright © 2021 Dodo Books Indian Ocean Ltd. and OmniScriptum S.R.L publishing group

RECONHECIMENTO

A minha sincera gratidão é expressa a todos aqueles que têm sido primordiais na conclusão bem sucedida deste projecto.

O mais notável entre eles continua a ser o meu professor e Guia de Pós Graduação, **Dr. Shandilya Ramanojam,** Professor Associado, Departamento de Cirurgia Oral e Maxilofacial, BV(DU)DCH, Pune. Esta Dissertação da Biblioteca foi concebida e concebida sob a sua valiosa orientação. Fui durante todo o tempo dotado pela sua paciência inabalável e inúmeras sugestões instrumentais na tecelagem deste Projecto.

Estou em dívida para com os meus pais Sr. **Mohmedsalim mevawala** e Sra. **Nafisabanu mevawala** e os meus irmãos mais velhos Sr. Soaib mevawala e Sr. Juned Mevawala pelo seu apoio incondicional e constante tolerância para com todos os meus esforços.

Finalmente, os meus companheiros de grupo e juniores merecem uma menção por toda a ajuda incessante.

Obrigado!

Dr. Mohmedadil M Mevawala

CONTEÚDO

_Toc65692671
CAPÍTULO 1 INTRODUÇÃO *1*
CAPÍTULO 2 .... *3*
REVISÃO DA LITRATURA (ROL) *3*
CAPÍTULO 3 .... *14*
GERAL   COMPLICAÇÕES ASSOCIADAS A TODO O TIPO DE CIRURGIA ORTOGNÁTICA *14*
CAPÍTULO 4 .... *36*
COMPLICAÇÕES ASSOCIADAS À OSTEOTOMIA DE LE FORT 1 .... *36*
CAPÍTULO 5 .... *59*
COMPLICAÇÕES ASSOCIADAS À OSTEOTOMIA SAGITAL SAGITAL DO RAMO MANDIBULAR *59*
CAPÍTULO 6 .... *72*
Complicações associadas à genioplastia *72*
CAPÍTULO 8 RESUMO *76*
CAPÍTULO 9 BIBLIOGRAFIA *77*

CAPÍTULO 1 INTRODUÇÃO

A cirurgia ortognática; também conhecida como cirurgia correctiva da mandíbula é um procedimento concebido para corrigir condições da face e da mandíbula; relacionadas com o crescimento, perturbações da ATM, apneia do sono, maloclusão, problemas devidos a desarmonias esqueléticas ou outros problemas ortodônticos que não podem ser facilmente tratados com aparelhos ortodônticos. Corrige a estética facial bem como as funções mas apesar das correcções existem muitas complicações associadas à cirurgia ortognática ou correctiva da mandíbula.

A estética é uma preocupação primordial para os pacientes dos tempos modernos e por isso, dia após dia, são utilizadas técnicas mais recentes e inovadoras em cirurgias ortognáticas por cirurgiões orais e maxilofaciais. Os países asiáticos têm maior incidência de prognatismo do que o retrognatismo, daí que a osteotomia sagital dividida e a osteotomia vertical do ramo sejam os procedimentos comuns juntamente com a osteotomia de Le Fort 1. Apesar de dar melhores resultados, existem muitas complicações associadas a estes procedimentos e a principal complicação é a perda da função sensorial devido a danos no nervo alveolar inferior. Na osteotomia sagital dividida, esta complicação pode surgir por lesão directa ou indirecta. As lesões directas podem ser devidas ao trauma pela serra, broca e cinzel e as lesões indirectas podem ser devidas à formação de hematoma ou devido a edema em torno do canal alveolar inferior. A lesão do nervo sensorial pode dar sintomas tais como anestesia, parestesia, hiperesestesia, hipoestesia, e dor neuropática.

Existem diferentes tipos de cirurgias ortognáticas para diferentes defeitos nos maxilares. As diferentes cirurgias inventadas por diferentes autores são as seguintes:

1846 - Hullihan - Osteotomia subapical anterior da mandíbula e
contratempo 1906 - Blair - Osteotomia do corpo mandibular
1907 - Blair - Osteotomia horizontal do ramo, abordagem externa
1925 - Limberg - Osteotomia vertical oblíqua posterior, abordagem externa
1927 - Wassmund - Osteotomia ramal em "L" invertido, abordagem externa
1939 - Kazanjian - Osteotomia horizontal biselada do ramo, abordagem extraoral
1942 - Schuchardt - Osteotomia horizontal biselada do ramo, abordagem intraoral

1954 - Caldwell e Letterman - Osteotomia ramal vertical, abordagem externa
1955 - Obwegeser - Sagittal split ramal osteotomy
1968 - Caldwell et al - "C" osteotomia ramal
1970 - Hebert, Kent, e Hinds - Osteotomia intrraoral vertical ramal

Osteotomias maxilares

1927 - Wassmund - Le Fort I osteotomia com a junção pterigomaxilar deixada intacta; forças elásticas utilizadas para fazer avançar a maxila
1928 - Axhuasen - Osteotomia segmentar através do palato médio
1942 - Schuchard - Encenada osteotomia Le Fort I, seguida de separação pterigomaxilar; tracção externa utilizada para fazer avançar a maxila
1949 - Moore e Ward - Transecção horizontal da placa pterigóides
1965 - Obwegeser - Mobilizou totalmente o maxilla; num único passo, colocou-o na posição prevista

Procedimentos de genioplastia óssea

1942 - Hofer - Osteotomia deslizante horizontal de um queixo recuado (extraoral)1957 - Trauner e Obwegeser - Abordagem intra-oral da genioplastia óssea
1957 - Trauner e Obwegeser - Abordagem intra-oral da genioplastia óssea

CAPÍTULO 2
REVISÃO DA LITRATURA (ROL)

Em 2017, o jovem Kyun Kim declarou que a negligência médica é uma via importante para as complicações na cirurgia ortognática e acrescentou também que os cirurgiões maxilo-faciais devem ter o conhecimento total sobre a cirurgia e as causas das complicações e devem explicar todas as complicações relativas à cirurgia antes de realizarem qualquer tratamento. Disse também que as complicações podem ser resolvidas sem quaisquer problemas graves se a causa for detectada precocemente e se for fornecido o tratamento adequado. Ele explicou todas as complicações intra e pós-operatórias passo a passo no seu artigo. [1]

Em 2011, Alejandra Pineiro Aguilar et al concluíram que a hemorragia intra-operatória observada em pacientes durante Le Fort I ou osteotomias do ramo mandibular ou ambas combinadas era inferior aos limites estabelecidos para a transfusão de sangue e realizaram um estudo com 90 pacientes e descobriram que, apenas 7 pacientes tiveram uma perda maciça de sangue mas, apesar disso, os cirurgiões deveriam estar prontos com sangue adequado no pré-operatório. De acordo com o relatório de análise estatística do volume de perda de sangue, o volume médio de hemorragia intra-operatória foi de 436,11 mL, a média dos desvios padrão foi 207,89 mL e a duração média da cirurgia foi de 196,9 minutos. [2]

Em 2012, Daniel E Madsen et al disseram que a perda de sangue intra-operatória durante a cirurgia ortognática é uma complicação comum e para isso os cirurgiões realizaram algumas investigações de rotina ao sangue como PT,PTT,INR, etc. mas estas investigações não ajudam a encontrar as interacções complexas entre factores de coagulação e inibidores, a malha de fibrina, componentes celulares e correlações claras entre testes de rotina e hemorragias intra-operatórias não foram observadas, pelo que os métodos TEG são úteis para analisar as propriedades viscoelásticas das amostras de sangue total e podem ser tidos em conta a interacção entre factores de coagulação e inibidores, propriedades de coagulação da fibrina, células sanguíneas, e factores fibrinolíticos. Assim, os parâmetros TEG contribuem com uma apresentação mais completa e abrangente do processo de coagulação. [3]

Em 2015, M. Jedrzejewski, T.Smektala, K.Sporniak-Tutak, R.Olszewski concluiu que existem múltiplas complicações na cirurgia ortognática que inclui complicações vasculares, estéticas complicações, complicações da ATM, disfunções da tuba auditiva e problemas auditivos e algumas complicações auriculares como o zumbido, etc., infecção e assim por diante. Cada tipo diferente de cirurgia ortognática tem complicações diferentes, mas com o trabalho de equipa dos cirurgiões maxilo-faciais, ortodontistas e equipa cirúrgica e com um melhor plano cirúrgico e ajudas de diagnóstico, isto pode ser minimizado. [4]

Em 1998, Stephen B. Baker et al, relataram um caso de abscesso cerebral como uma complicação da cirurgia ortognática e concluíram que o abscesso cerebral é uma complicação muito rara vista após a cirurgia ortognática, como consta na literatura. No passado era uma complicação muito fatal devido a menos técnicas disponíveis para diagnóstico, mas agora há dias em que o TAC e as ferramentas de diagnóstico adequadas estão disponíveis; portanto, com um diagnóstico precoce e uma cobertura antibiótica adequada, é um pouco menos fatal em comparação com os dias mais antigos. [5]

Em 2013, Edward P Buchanan e Charles H. Hyman publicaram que, The LeFort I osteotomy of the maxilla is one of the common procedure in orthognathic surgery for the management of facial skeletal deformities. A cirurgia de osteotomia de Le Fort 1, frequentemente utilizada em conjunto com a osteotomia bilateral sagital dividida, é utilizada para corrigir irregularidades funcionais e cosméticas nos três planos do espaço e pode ser utilizada no tratamento de uma vasta gama de más oclusões e deformidades esqueléticas faciais. Tradicionalmente, a cirurgia tem sido conhecida pela sua baixa dificuldade técnica e resultados favoráveis. O LeFort I também pode ser utilizado para tratar a atrofia maxilar e a apneia obstrutiva do sono. [6]

Em 1990, Dennis T Lanigand et al, conduziram um estudo e sugeriram que, as grandes hemorragias em Le Fort I Osteotomias poderiam ser de natureza arterial e/ou venosa e envolver principalmente a artéria maxilar e os seus ramos terminais (no caso de hemorragias arteriais) e são mais persistentes e podem ser recorrentes, daí a grande dificuldade de ser geridas. A hemorragia pós-operatória pode ocorrer no prazo de 2 semanas, mas os casos relatados também podem ocorrer no prazo de 5 semanas. [7]

Em 2010, M.W.Ho et al realizaram um estudo e concluíram no seu estudo que trataram 85 pacientes de 1995 a 2009 com osteotomia de Lefort 1 e notaram tipos de deformidades que eram mordedura aberta anterior($n = 30$, 35%), deficiência transversal maxilar ($n = 24$, 28%), mordedura aberta anterior

com deficiência transversal maxilar ($n = 28$, 33%), e excesso vertical anterior maxilar ($n=3$, 4%). Havia 70 tripartidos (82%), 13 bipartidos (15%), e dois quadripartidos (2%) maxilas. Vinte e um pacientes (25%) tinham enxertos ósseos. A fixação foi feita utilizando miniplacas de titânio em 80 pacientes (94%), e miniplacas de titânio e placas reabsorvíveis em cinco pacientes (6%). A taxa de complicação global foi de 27%. Três pacientes (4%) tiveram desvitalização dos dentes, três (4%) desenvolveram pequenos defeitos periodontais, e um teve perda de dentes. Oito pacientes (9%) tiveram placas removidas, e dois pacientes desenvolveram fístulas palatinas persistentes no pós-operatório. Não houve perda segmentar de osso ou dentes. [8]

Em 2004, Franz-Josef Kramer et al publicaram um artigo é um procedimento relativamente seguro com o mínimo de complicações que podem surgir intra e pós-operatoriamente. Segundo eles, as maiores complicações surgem devido à anatomia irregular da mandíbula e, devido a este paciente, existe um risco elevado de luxação extensa que, em última análise, leva a alterações isquémicas nessa área. [9]

Em 2013, Y-W Kim, M-J Baek, H-D Kim, K-S Cho concluiu que pode haver uma hipótese de epistaxe maciça após a osteotomia de Le Fort 1 e que pode ser devida ao pseudoaneurisma da artéria esfenopalatina e pode ser avaliada por tomografia e angiografia computorizada de cone de feixe. Pode ser tratada por embolização endovascular com N-Butyl-2- Cynoacrylate. A hemorragia da artéria esfenopalatina em Le Fort 1 osteotomia pode ser atrasada no pós-operatório, pelo que é necessário um exame cuidadoso e um acompanhamento regular após a cirurgia. [10]

Em 2018, Laurence Verstraete et al. concluíram que a atelectasia e o pneumotórax após cirurgia ortognática é uma condição extremamente rara. A atelectasia ocorre principalmente devido à obstrução brônquica e as obstruções brônquicas ocorrem devido à aspiração de sangue, secreção e com sonda nasogástrica. [11]

Em 1982, Joseph F. Piecuch e Richard A. Lewis, realizaram um estudo e concluíram que a lesão do nervo alveolar inferior manifestada pela parestesia ou anestesia é uma das complicações mais frequentes da lesão sagital do ramo ramus split. Outros nervos, particularmente o nervo facial, têm sido pouco frequentemente relatados. Consequentemente, a possibilidade de tal lesão é frequentemente ignorada por cirurgiões. Os registos EMG anormais, juntamente com o padrão de recuperação, sugerem a degeneração walleriana como o processo patológico neste paciente. [12]

Em 1987, Larry H. Wolford, Mark A. Bennett e Christopher G. Ragerty, publicaram um artigo e declararam que, a osteotomia sagital modificada da divisão sagital do ramo que pode minimizar algumas das possíveis complicações associadas com a divisão sagital. A inovação do desenho visa reforçar os segmentos ósseos envolvidos, facilitando um procedimento cirúrgico sem complicações, e controlar previsivelmente a posição espacial do segmento proximal. A estabilização pós-operatória é conseguida através de técnicas rígidas ou não rígidas. A osteotomia é concebida para incorporar uma técnica de fixação rígida de dois ou três parafusos em cada lado que, se utilizada, pode diminuir significativamente o período de fixação intermaxilar. [13]

Em 2001, Kari panula, Kaj finne, Kyosti Oikarinen declarou que, a complicação mais comum era um défice neurosensorial na região inervada pelo nervo alveolar inferior; ligeiro em 32% dos pacientes e perturbador em 3% dos pacientes. No seu estudo, a complicação mais grave foi uma hemorragia intra-operatória grave. Não se registaram complicações fatais. A incidência de outros problemas foi baixa, e houve muito poucas queixas dos doentes. [14]

Em 2001, Pushkar Mehra et al, realizaram um estudo e compararam o número de fracturas desfavoráveis após osteotomias sagitais da mandíbula quando os terceiros molares estavam presentes ou ausentes e concluíram que a ocorrência das fracturas desfavoráveis é invulgar quando se utiliza uma modificação da SSO que inclui uma osteotomia de borda inferior. Embora tenham ocorrido mais fracturas desfavoráveis em pacientes adolescentes com terceiros molares, o que não teve impacto na estabilidade do resultado final. [15]

Em 2002, Dennis T. Lanigan e Sheldon mintz publicaram um artigo e concluíram que a expansão palatal rápida assistida cirurgicamente é um procedimento muito simples e bem sucedido para alcançar a expansão maxilar transversal e tem menos complicações durante a cirurgia quando é manuseada cuidadosamente. Este resultado cirúrgico pode ser facilmente obtido através de um procedimento simples.

como cortar apenas a sutura zigomaxilar zigomaxilar e/ou fender a sutura palatina média. Na sua opinião, as principais complicações que podem surgir deste procedimento são necrose, recidiva e fractura da base do crânio, bem como a órbita óssea. [16]

Em 2003, Larry M. Wolford et al reviram e afirmaram que o cirurgião deve avaliar a patologia pré-existente da ATM antes da cirurgia ortognática, caso contrário pode agravar a condição da ATM no pós-operatório, se não for tratada. Alguns cirurgiões preferem duas cirurgias separadas para a correcção da ATM, bem como a correcção ortognática, mas este artigo sugere que numa cirurgia ambas as correcções devem ser feitas e que não é necessária nenhuma cirurgia separada. [17]

Em 2005, Thomas teltzrow et al realizaram um estudo retrospectivo e reviram as complicações numa série de 1264 pacientes consecutivos que foram operados num único centro durante um período de 20 anos e documentaram as complicações; as suas incidências foram calculadas e comparadas com os dados da literatura. [18]

Em 2006, Antonio Augusto e Antonio Carlos Dos concluíram que, ao realizar a osteotomia Le Fort 1, os cuidados devem ser tomados enquanto se faz a disjunção pterigomaxilar, porque enquanto se faz esta força extra pode ir para a base do crânio e, por fim, fractura a base do crânio e resultar no dano do nervo óptico que provoca a cegueira no paciente. Os cirurgiões devem estar atentos a este tipo de complicações e devem tomar conta do mesmo. [19]

Em 2007, Su Gwan Kim e Sun Sik Park relataram o estudo retrospectivo e afirmaram que há uma variedade de complicações na cirurgia ortognática, mas com um planeamento cuidadoso, simulação de tratamento e cirurgia modelo, procedimentos operatórios adequados e tratamento cuidadoso do caso, as potenciais complicações intra-operatórias podem ser minimizadas. Afirmaram também que, apesar de uma variedade de complicações, é um procedimento seguro a fazer. [20]

Em 2007, Lop Keung Chow et al reviram alguns dados recentes sobre complicações pós-operatórias de cirurgias ortognáticas e concluíram que a prevalência de infecção após a cirurgia ortognática era relativamente baixa dada a complexidade do procedimento. Nenhum procedimento ortognático em particular era mais susceptível à infecção. Uma dose pré-operatória de antibióticos profilácticos juntamente com pelo menos 2 dias de doses pós-operatórias foi útil para reduzir a taxa de infecção em comparação com apenas uma dose de antibióticos profilácticos. [21]

Em 2008, Shermin Lee et al reviram o impacto da cirurgia ortognática na qualidade de vida e afirmaram que há mudanças marcantes na qualidade de vida dos pacientes até 6 semanas, mas há pequenas mudanças na qualidade de vida após 6 meses de pós-operatório e a melhor avaliação pode ser feita após todas as correcções de deformidades dentofaciais, o que inclui também correcções ortodônticas. Uma avaliação abrangente da qualidade de vida utilizando abordagens genéricas de saúde, genéricas de saúde oral, e específicas da condição, provou ser útil na determinação de tais alterações. [22]

Em 2010, Bart Falter et al concluíram, de acordo com o seu estudo retrospectivo de 1989-2009, a ocorrência de má fractura durante a osteotomia sagital é de apenas 1% e se ocorrer não há qualquer problema porque todas as más fracturas podem ser facilmente reparadas por osteossíntese adicional e não será necessária qualquer fixação intermaxilar adicional. [23]

Em 2011, Young-Kyun Kim, Su-Gwan Kim e Jong-Hwa Kim enfatizaram que a sensação alterada após cirurgia ortognática é um achado habitual, o que é uma complicação inevitável e esta complicação afecta mais frequentemente a região mandibular em cirurgia de genioplastia e menos frequentemente na região maxilar. Fizeram o seu estudo em 47 pessoas e concluíram que 55,7% das pessoas obtiveram alterações sensoriais na região do queixo e também notaram escores de dor na escala analógica visual (EVA) que foram 1,63-1,89 (1 mês de pós-operatório), 0,92-1,34 (3 meses de pós-operatório), e 0,95-1,60 (6 meses de pós-operatório); estes valores não foram significativamente diferentes. Os valores de VAS para sensação alterada foram 5,40-2,83 (1 mês de pós-operatório), 4,00-2,35 (3 meses de pós-operatório), e 3,36-2,89 (6 meses de pós-operatório). [24]

Em 2012, Ben J. Steel e Martin R. Cope discutiram complicações invulgares e raras da cirurgia ortognática afirmando que muitas das raras complicações relatadas após a cirurgia ortognática maxilar partilham uma base etiológica e patogénese comum devido à riscos de queda da maxila e disjunção pterigomaxilar. Estes riscos incluem hemorragia potencialmente fatal, AVC, hemorragia subaracnoídea aguda, fístulas carótidas ou outras fístulas arteriovenosas, falsos aneurismas, trombose do seio cavernoso, fugas do sistema nervoso central, complicações oftalmológicas (incluindo cegueira, oftalmoplegia, olho seco, etc.), rinopatia secretomotora, surdez neurosensorial, e morte. A etiologia destas complicações pode estar relacionada com fracturas incómodas que se estendem até à base do crânio, órbita, ou fossa pterigopalatina, em conjunto com a disjunção pterigomaxilar e/ou a fractura maxilar. Uma segunda possibilidade é o dano potencial das estruturas neurovasculares por tracção, cisalhamento, compressão, ou lesões contracorporadas através de forças transmitidas durante a disjunção pterigomaxilar pelo uso de um osteótomo ou durante a fractura da maxila. Estas coisas tornam-se ainda mais perigosas se a disjunção pterigomaxilar ou a retracção da maxila for de natureza traumática. Apesar destas complicações, a cirurgia ortognática pode facilmente ser feita com precauções menores e técnicas adequadas. [25]

Em 2013, Laura A. Monson publicou que, a osteotomia bilateral sagital dividida é um procedimento indispensável na correcção de anomalias dentofaciais. A técnica tem sido praticada desde finais do século XIX, mas não alcançou aceitação e utilização generalizada até que várias modificações foram descritas nas décadas de 1960 e 1970. Essas modificações vieram do desejo de tornar o procedimento mais seguro, mais fiável, e mais previsível, com menos recaídas. Estes objectivos continuam a estimular a inovação no campo hoje em dia e ajudaram o procedimento a evoluir para ser um método muito fiável e consistente de correcção de muitos tipos de maloclusão. O cirurgião cirúrgico deve ser bem versado na história, anatomia, aspectos técnicos, e complicações da osteotomia bilateral sagital dividida para compreender completamente o procedimento e aconselhar o paciente. [26]

Em 2013, Shuo chen at al discutiu que a osteotomia sagital de bilaterel split sagittal pode alterar a posição do côndilo, o que pode levar a deformidade após a cirurgia. No seu estudo, avaliaram a posição do côndilo após BSSO sozinho ou com a osteotomia de Le Fort 1 com a ajuda da tomografia computarizada Cone-Beam em 31 pacientes (62 côndilos) e chegaram aos seus resultados finais que, há alterações óbvias na posição condilar após a BSSO em combinação com a osteotomia de Le Fort I. Os côndilos tendem a estar localizados numa posição concêntrica em relação à fossa glenoidal 3 meses após a cirurgia e permaneceram estáveis durante o seguimento de 1 ano. Estas alterações não causaram um aumento dos sinais de desordem temporo-mandibular (DTM). [27]

Em 2014, Rafael Linard Avelar et al concluíram que, o queixo é a estrutura principal que ocupa uma posição de destaque que define a estética facial e a harmonia, pelo que se existe algum defeito no queixo, a genioplastia é o procedimento de escolha tanto para a estética como para as correcções funcionais. Há muitas complicações que surgem durante e após a cirurgia de genioplastia, que incluem lesão do nervo mental, sangramento, lesão da raiz do dente, reabsorção óssea do segmento mobilizado, fractura do maxilar, ptose do lábio inferior, e falha na fixação do segmento osteotomizado. [28]

Em 2015, Kazuaki Yamaguchi, Daniel Lonic, Lun-Jou Lo mencionou que os pacientes com fissura labial e palatina são os mais desafiantes para as correcções da deformidade, e necessita de múltiplas cirurgias faciais para satisfazer as exigências funcionais bem como estéticas de melhoria. Realizaram um estudo em 1003 pacientes, dos quais 128 dos 1003 casos mostraram complicações perioperatórias (12,76%). A complicação mais comum foi o fracasso do fecho da fístula palatina pré-existente (28.A complicação mais comum foi a falha de fecho da fístula alveolar pré-existente (28,287%), seguida pela deficiência velofaríngea (16,79%), falha de fecho da fístula alveolar pré-existente (10,74%), falha de estabilização da pré-maxila em casos bilaterais (4,55%), falha de fecho da fístula dentária (4,55%), e infecção (0,70%). As complicações vasculares graves incluíram uma fístula arteriovenosa (0,10%), um aneurisma maxilar (0,10%), e uma trombose do seio cavernoso (0,10%). As complicações vasculares exigiram um tratamento radiológico intravascular para controlo. Deiscência da ferida (0,10%), hemorragia nasal (0,10%), transecção do tubo nasotraqueal durante a osteotomia (0,10%), avulsão da maxila (0,10%), e cegueira (0,10%) foram outras complicações raras. Não foi relatada qualquer necrose avascular nos seus estudos. [29]

Em 2015, Hwi-Dong Jung, Sang Yoon Kim, Hyung-Sik Park e Young-Soo Jung sugeriram que antes de qualquer cirurgia ortognática o cirurgião maxilo-facial deveria avaliar a doença da ATM pré-existente porque, se a cirurgia ortognática for feita sem correcção da doença da ATM, esta piora a situação actual das ATMs especialmente durante os procedimentos de osteotomia mandibular. Os cirurgiões devem avaliar a ATM no pré-operatório, intra-operatório e pós-operatório com avaliações clínicas, recolha de história, técnicas de imagem como a TC e a ressonância magnética. As alterações dos sintomas da ATM após a cirurgia ortognática são multifactoriais, o que inclui a musculatura mastigatória e facial, e a melhoria na relação disco-côndilo, bem como o factor psicológico. [30]

Em 2017, Sergio Olate et al realizaram um estudo retrospectivo sobre 250 pacientes entre 2005 e 2014 e concluíram que 18,2% dos pacientes sofriam de complicações intra-operatórias e pós-operatórias, em que a taxa de 8% é para intra-operatórios e a taxa de 10,4% é para pós-operatórios. Mencionaram algumas complicações intra-operatórias como má divisão, hemorragia, lesão tecidual, etc. e complicações pós-operatórias como sensação de debilitação, infecção, e alterações nos sistemas de osteossíntese, etc. Apenas as alterações neurossensoriais foram associadas à cirurgia mandibular mas, apesar de tais complicações, as certezas ortognáticas são seguras de executar quando são feitas por um cirurgião treinado. [31]

Em 2018, Jimoh Agbaje, Jonathan Luyten, Constantinusn Politis estudou Queixas de Dor em Pacientes em Curso de Cirurgia Ortognática e, de acordo com o seu estudo, 80% dos pacientes com dor orofacial e na ATM no pré-operatório estavam sem dor após 1 ano de cirurgia, enquanto alguns pacientes não apresentavam sintomas de dor orofacial bem como dor na ATM no pré-operatório, mas desenvolveram simultaneamente dor após 1 ano de cirurgia. Ele disse no seu artigo que a maioria destas dores na ATM deve ser tratada com uma gestão conservadora apenas como aconselhamento do paciente, aplicação de calor, mastigação bilateral e terapia com talas e com problemas avançados de ATM podemos optar por correcções cirúrgicas artroscópicas e abertura interincisal, mas a maioria dos problemas da ATM só pode ser tratada com uma gestão conservadora. [32]

Em 2018, Konstantinos Lazaridis, Maria Lazaridou, Athanasios E Athanasiou declararam que no Le Fort 1 osteotomia há diferentes alterações nos tecidos pupais bem como periodontais que são alterações no fluxo sanguíneo, alterações na sensibilidade da polpa e alterações na cor dos dentes. A osteotomia segmentada de Le Fort I aumenta de imediato o risco de deficiências no fornecimento de sangue, especialmente nos dentes.

adjacente a locais de osteotomia interdentária. Isto deve-se sobretudo à lesão do pedículo do vaso palatino devido ao qual o pedículo palatino deve ser mantido intacto para evitar a diminuição do fluxo sanguíneo, especialmente a artéria palatina descendente deve ser protegida. Se a artéria estiver lesionada, há uma lesão no fluxo de sangue periodontal, bem como no fluxo de sangue gengival. O fluxo de sangue pode ser detectado por dopplerometria de fluxo a laser. Não há muitas alterações no fluxo sanguíneo dos dentes inferiores na osteotomia sagital do ramo sagital. [33]

Em 2018, Constantinus Politis, Gae'tan Van De Vyvere e Jimoh Olubanwo Agbaje publicaram um artigo e concluíram que, a mordida aberta é devida à reabsorção condilar bilateral em cirurgia ortognática e a reabsorção condilar bilateral é uma complicação rara que ocorre após a cirurgia ortognática e a maioria dos pacientes de reabsorção condilar são de tenra idade com história de retrognatia grave, côndilos pequenos, ângulo elevado e reabsorção durante a gravidez e não devido à cirurgia ortognática. [34]

Em 2018, Constance Delmotte et al discutiram um relatório de caso e disseram que a perda visual pós operatória é uma complicação muito grave e que a razão para tal perda pode ser tanto cirúrgica como anestésica. A cirurgia prolongada, a perda excessiva de sangue durante a cirurgia coloca os pacientes em alto risco para a perda visual intra-operatória; por essa razão, os pacientes devem ser informados antes do procedimento e o consentimento informado deve ser tomado. Apesar disto, a etiologia principal da perda visual pós-operatória após a cirurgia ortognática permanece pouco clara. [35]

Em 2019, Stamatis Baronos et al publicaram um relatório de caso de um homem de 26 anos submetido à osteotomia de Le Fort I, osteotomia mandibular bilateral, e genioplastia e concluíram no seu relatório que a maioria das cirurgias traumáticas faciais poderiam evocar o reflexo trigaminocárdico que resulta em bradicardia e ocasionalmente traquicardia, apneia, hipo ou hipertensão e por vezes morte. Esta cirurgia traumática inclui traumas faciais, cirurgias ortognáticas, cirurgias craniofaciais, cirurgias de correcção facial inferior e as suas incidências para o reflexo trigaminocárdico são 32% para o trauma facial, 20% para a cirurgia craniofacial, 9,1% para a cirurgia ortognática e os 3,6% mais baixos para a cirurgia de correcção facial inferior. Há tantos subcatagorias para o reflexo trigaminocárdico e o subcatagório mais comum é o reflexo Oculocárdico. As gestões ainda são questionáveis mas a anestesia não é útil, pelo que agentes vagolíticos como o glicopirrolato 0,4 MG IV devem ser utilizados para correcções heamodinâmicas. Ainda em alguns casos, estes agentes vagolíticos também não são úteis: nessa altura, temos de usar epinefrina. [36]

Em 2019, ROGER A. MEYER et al publicaram um artigo e concluíram que, a disfagia persistente (>24 horas) com ingestão oral inadequada após cirurgia ortognática é uma situação que requer detecção precoce e gestão adequada. As deficiências de fluidos, electrólitos e nutricionais desenvolvem-se rapidamente na recuperação de pacientes cirúrgicos, e há riscos de desnutrição, aspiração pulmonar, e cura retardada. A combinação da sensação alterada dos ramos maxilar e mandibular do nervo trigémeo e edema pós-operatório da boca e pescoço são considerados como factores contribuintes. [37]

CAPÍTULO 3
GENERALCOMPLICATIONSASSOCIATEDWITHALLTYPE DE CIRURGIA ORTOGNÁTICA

INTRODUÇÃO

A cirurgia ortognática é definida como uma "Cirurgia realizada por um cirurgião oral e maxilofacial ou um cirurgião craniofacial para corrigir condições que afectam o maxilar e a face relacionadas com defeitos estruturais, crescimento e disgénese, apneia do sono, perturbações da ATM, problemas de má oclusão devido a desarmonia esquelética, ou outros problemas ortodônticos que não podem ser facilmente tratados com aparelhos ortodônticos". (Dicionário médico segen,2012)

Há muitos tipos de cirurgia ortognática realizada e para as suas correcções, mas apesar de dar a correcção, há tantas complicações e defeitos durante e após a cirurgia.

A. GERAR COMPLICAÇÕES EM CIRURGIA ORTOGNÁTICA

Estas complicações são amplamente classificadas em 4 categorias:
1. Complicações ocorrem devido à falta de planificação do tratamento
2. Complicações intra-operatórias
3. Complicações pós-operatórias imediatas
4. Atraso das complicações pós-operatórias

1. Complicações ocorrem devido à falta de planificação do tratamento

Há muitas complicações que ocorrem devido à falta de planeamento do tratamento:

A) Recaída

Os factores responsáveis pelas recaídas são os seguintes:
a). Efeitos fisiológicos relacionados com os músculos que são influenciados pela direcção da rotação óssea e pela quantidade de movimento ósseo,
b). Mudanças na posição dos dentes após a cirurgia,

c). assimetria entre as mandíbulas esquerda e direita, d). alteração da inclinação do ramo, e). alteração do plano mandibular, f). tipo de fixação, g). mudança na posição condilar, h). tala final mal produzida, i). desalinhamento não resolvido dos maxilares superior e inferior durante os procedimentos ortodônticos realizados antes da cirurgia. [38-40]

1.) Lacuna entre o segmento proximal e distal

É comum a formação de uma lacuna entre dois segmentos ósseos após a osteotomia sagital de ramus split. A fixação forçada levará a mudanças nas posições dos côndilos e recaídas. [41] A interferência óssea entre segmentos ósseos pode estar causalmente relacionada com a recidiva, alterações na posição dos côndilos ou discos articulares e reabsorção condilar. O tratamento para estas condições está a realizar um enxerto ósseo na área da fenda do segmento, dobrando o segmento distal posterior ao último molar, e a fixação da placa dobrável a ser utilizada. [42-48]

2.) Mal posicionamento do côndilo

Há relatos de casos de mordida aberta anterior grave que ocorreram imediatamente após a libertação da fixação maxilomandibular, e o investigador mencionou que tal se deve a uma má posição do côndilo. O tratamento de escolha para tal lesão é o tratamento ortodôntico através da utilização de copos de queixo. As mordidas abertas podem ser tratadas 10 dias após o tratamento ortodôntico. [49]

3.) Tensão pterigomassetérica

A osteotomia de retrocesso mandibular pode alterar o equilíbrio fisiológico normal da funda pterigomassetérica que pode afectar o funcionamento do músculo de mastigação. Estas alterações nos músculos levam à rotação do segmento proximal no sentido contrário ao dos ponteiros do relógio para o colocar de novo na sua posição original. A ostectomia angular pode alterar o comprimento da funda pterigomasseteriana e a redução da tensão pterigomassetérica pode reduzir a taxa de recaída após a cirurgia. [50] A recidiva pode ser evitada em pacientes com uma mordida aberta, utilizando a técnica Epker modificada ou realizando o descolamento da funda pterigomassetérica, genioplastia ou corte angular durante a Osteotomia Split Sagittal Ramus Osteotomy (SSRO). [51]

4.) Rotação no sentido dos ponteiros do relógio do segmento proximal

Os investigadores afirmaram que a segurança da SSRO diminui com um aumento da rotação anti-horária do segmento proximal, e que mesmo quando a distância de retrocesso mandibular é grande, a recidiva pós-operatória pode ser evitada através da minimização da rotação do segmento proximal. A tendência de recidiva aumenta quando o segmento proximal que rodou anteriormente no sentido dos ponteiros do relógio começa a rodar no sentido contrário ao dos ponteiros do relógio após a cirurgia.

O tratamento para tal condição é o reposicionamento superior da maxila posterior ou o reposicionamento do segmento proximal para a sua posição original, o que impede a rotação do segmento no sentido horário, pode reduzir a taxa de recidiva. O reposicionamento superior da maxila posterior aumenta a segurança da cirurgia de retrocesso mandibular. Os investigadores relataram que o reposicionamento superior da maxila posterior e a ressecção do ângulo mandibular podem minimizar a ocorrência de recidiva após uma cirurgia de recuo mandibular. [52-56]

B) DESORDEM TEMPOROMANDIBULAR (TMD) APÓS CIRURGIA ORTOGNÁTICA

Há muita controvérsia sobre a correlação da cirurgia ortognática com as TMD. Alguns autores afirmam que após a cirurgia de retrocesso mandibular as TMD irão curar, enquanto alguns afirmam que isso irá agravar os sintomas actuais. É necessário desenvolver um método padronizado de diagnóstico e classificação das TMD através de investigação sistemática e bem concebida. [57 As] seguintes são as opiniões mais concordantes entre os estudiosos.

1) Antes de se submeterem a qualquer cirurgia ortognática Os pacientes com histórico de sintomas da articulação temporomandibular são recomendados a submeterem-se a procedimentos que estabilizem as articulações temporomandibulares (farmacoterapia, tala, terapia por injecção, etc.). [67-68]

2) Todos os tipos de cirurgia ortognática irão afectar directa ou indirectamente os sintomas da articulação temporomandibular. Antes da cirurgia é obrigatório o diagnóstico adequado da desordem da articulação temporomandibular. É necessária a monitorização pós-operatória dos sintomas presentes e, se necessário, pode ser feita a gestão de tal condição. [58, 59-63]

3) A cirurgia ortognática pode melhorar ou piorar os sintomas da articulação temporomandibular existente ou pode não resultar em quaisquer alterações. [71]

4) A osteotomia intra-oral vertical do ramo (IVRO) e a osteotomia Sagittal split ramus (SSRO) para deslocamento posterior da mandíbula podem ser aplicadas a todos os pacientes com DTM.
Os seguintes princípios devem ser seguidos quando se planeia realizar a SSRO.
A. As cabeças de condilar devem instalar-se passivamente na fossa glenoidal durante a cirurgia
B. Todas as interferências ósseas presentes entre os segmentos proximais e distais devem ser removidas.
C. Para a fixação de segmentos ósseos, recomenda-se a fixação não rígida utilizando placas monocorticais e parafusos. Deve ser evitada a utilização de placas de compressão ou parafusos de retardamento. [69-72]

5) Na sua maioria, a taxa de DTM tende a ser mais elevada entre os pacientes que têm retrusão mandibular com planos oclusais íngremes.

6) A rotação maxilomandibular anti-horária e uma enorme quantidade de avanço mandibular aumentarão a carga e a tensão nas articulações temporomandibulares. Por conseguinte, o procedimento deve ser realizado com mais cuidado para pacientes com antecedentes de DTM. Quando a carga sobre as articulações temporomandibulares excede a sua capacidade de adaptabilidade, ocorre uma reabsorção condilar. [64-68]

7) Os procedimentos em que a mandíbula e a maxila são rodadas no sentido horário ou anti-horário para alterar o plano oclusal são seguros desde que a articulação temporomandibular possa suportar a carga oclusal e a tensão após a cirurgia. É geralmente conhecido que a rotação no sentido contrário aos ponteiros do relógio

induz uma sobrecarga oclusal na articulação temporomandibular em maior grau do que a rotação no sentido dos ponteiros do relógio.

8) O recuo mandibular melhora as funções mastigatórias (aumentando a força de mordida), enquanto que o avanço mandibular não melhora as funções mastigatórias.

9) Nas cirurgias de maxilar duplo, a maxila é movida em relação à mandíbula, pelo que sempre que se planear a cirurgia de maxilar duplo em paciente com histórico de DTM, deve ser feito um plano de tratamento adequado antes da cirurgia, bem como assegurar uma localização estável do côndilo durante a cirurgia. Por esse motivo, a mandíbula deve ser operada primeiro.

C) UNIÃO ATRASADA OU NÃO UNIÃO DO LOCAL DA OSTEOTOMIA

A união tardia ou não união de um local de osteotomia pode ocorrer devido a uma cicatrização deficiente dos tecidos duros e moles. O risco de não união é maior quando a fixação inadequada é realizada após uma fixação não rígida utilizando materiais como fios, ou quando o deslocamento anterior de um segmento ósseo é grande, ou quando é realizado um avanço maxilar superior a 6 mm. Pré-maturos oclusais pós-operatórios e talas mal construídas podem também interferir com a estabilização e cicatrização de segmentos ósseos. A união retardada e a não união também podem ocorrer em doentes com doenças sistémicas que também tenham comprometido a cicatrização de feridas. [73]

D) ALTERAÇÕES DA MORFOLOGIA NASAL

A morfologia nasal é mais susceptível de alterar o seguinte reposicionamento da maxila durante a cirurgia. O alargamento do nariz e o desvio do nariz ocorrem normalmente após procedimentos correctivos, tais como reposicionamento e sutura do segmento ósseo. Os pacientes devem ser informados sobre a necessidade de rinoplastia após cirurgia ortognática, antes de se submeterem à cirurgia. [74-75]

1. Alargamento do nariz

O alargamento do nariz é frequentemente observado após cirurgia ortognática durante a qual o septo nasal e a cartilagem de alarme são afectados por impacção superior ou avanço da maxila. O alargamento do nariz pode ser minimizado através da realização de uma sutura de cintura de alarme que fixa firmemente o tecido fibroareolar de alarme bilateral na direcção medial. No entanto, muitos autores relataram a falta de eficácia desta técnica de sutura e afirmaram que ela pode ser evitada pelo movimento medial da ala do nariz em que um tubo de intubação nasotraqueal é inserido. [76] Estudiosos afirmaram que embora sejam utilizados pontos durante a sutura intraoral do tecido fibroareolar, a sutura realizada fora da cavidade oral leva a resultados mais previsíveis e estáveis porque cobre uma maior área de superfície do tecido. [77-78]

2. Desvio nasal

As causas do desvio nasal incluem deslocamento de segmentos maxilares, deslocação da cartilagem quadrangular por uma manga incompletamente esvaziada durante a extubação e pressão criada pela intubação nasotraqueal. Ao fazer um reposicionamento superior da maxila, deve ser feita uma redução do septo de pelo menos 3 mm para evitar o desvio nasal. Procedimentos correctivos tais como septoplastia, redução nasal através da utilização de pinça, e fixação da porção caudal do septo ao septo nasal anterior através de sutura em figura de 8 foram introduzidos para tais casos. [79]

E) Mudanças psicológicas e satisfação do paciente

Os pacientes com deformidades dentofaciais têm um complexo de inferioridade devido à sua aparência, juntamente com problemas funcionais tais como disfunções mastigatórias. Por conseguinte, as melhorias funcionais e estéticas devem ser incorporadas simultaneamente para assegurar a satisfação do paciente e a estabilidade psicológica. [80]

As principais razões de insatisfação com a cirurgia são a incapacidade sensorial temporária e a melhoria facial insuficiente. A dificuldade em falar e comer devido à fixação intermaxilar foi classificada como a experiência mais dolorosa após a cirurgia, seguida de insuficiência respiratória, inchaço e dor. Ao explicar aos pacientes sobre vários tipos de desconforto que poderão sentir após a cirurgia ortognática, os cirurgiões podem reduzir a ansiedade e preocupações dos pacientes em relação à cirurgia, e aumentar a satisfação subjectiva dos pacientes com os resultados da cirurgia. [81]

2. Complicações intra-operatórias
A) BLEEDING

A perda de sangue durante a cirurgia ortognática é uma perda comum. O volume médio de hemorragia intra-operatória foi de 436,11 mL, de acordo com a literatura. A razão para a enorme perda de sangue é a extensa vascularização da região maxilofacial e a dificuldade de acesso em termos de cauterização ou ligadura dos vasos envolvidos. A hemorragia é causada principalmente pelas artérias palatinas (artéria palatina descendente e artéria esfenopalatina), o plexo pterigóides e a artéria maxilar interna e os seus ramos colaterais até ao maxilar superior em Le Fort I osteotomias. [83]

A artéria maxilar e os seus ramos são os mais susceptíveis a lesões durante a disjunção pterigomaxilar ou fractura da maxila para baixo, especificamente, a artéria palatina descendente. A artéria pode também ser danificada se a maxila for avançada num grau significativo, intrudida posteriormente ou retrudida. [83]

Na mandíbula, a hemorragia pode ocorrer a partir da artéria facial, artérias alveolares ou ramos das mesmas. Na osteotomia bilateral de divisão sagital, a hemorragia resulta de laceração da artéria maxilar. Contudo, isto pode ser evitado se os tecidos moles forem reflectidos adequadamente e com uma cauterização adequada. [83]

A cirurgia bimaxilar resulta num grande volume de perda de sangue directamente relacionado com o tempo de operação e a magnitude da intervenção. [83]

Vários estudos investigaram as correlações entre os resultados dos testes de coagulação de rotina (por exemplo, aPTT, PT, e concentração de D-dímeros) e a tendência à hemorragia durante vários procedimentos cirúrgicos. Os testes de coagulação de rotina como o aPTT e o TP não têm em conta as interacções complexas entre factores de coagulação e inibidores, a malha de fibrina, e os componentes celulares, e não foram observadas correlações claras entre os testes de rotina e a hemorragia intra-operatória. [84-85]

Os métodos TEG(Tromboelastografia) são utilizados para analisar as propriedades viscoelásticas de amostras de sangue total e têm em conta a interacção entre factores de coagulação e inibidores, propriedades de coagulação da fibrina, células sanguíneas, e factores fibrinolíticos. Assim, os parâmetros TEG contribuem com uma apresentação mais completa e abrangente do processo de coagulação que tem lugar no corpo do que os ensaios de coagulação de rotina. [86]

A transfusão de sangue é um procedimento dispendioso e, apesar das despesas, está a ter sérias complicações em relação à transfusão de sangue, como doenças relacionadas com a transfusão e a reacção do enxerto contra o hospedeiro que pode ser uma ameaça à vida. Assim, a transfusão deve ser evitada, se possível.

Controlar a hemorragia intra-operatória para prevenir a perda excessiva de sangue requer uma boa visão do campo cirúrgico, um bom conhecimento da anatomia, e como o cirurgião se preocupa durante a intervenção. A hemorragia pode ser controlada através da identificação dos vários vasos no campo cirúrgico. A habilidade e os conhecimentos do cirurgião são muito importantes para a compressão da área adequada com gaze e/ou cauterização ou ligação dos vasos responsáveis pela hemorragia. [87]

Para reduzir a hemorragia, ácido tranexâmico, desmopressina, adrenalina, etc., pode ser utilizado como um sistema local de distribuição de drogas. [88] A literatura descobriu que a aplicação nasal de cocaína (uma tira de gaze com 100 mL de cocaína e 2 mL de adrenalina 1:100.000) controla o sangramento do nariz sem efeitos secundários. Esta droga tem sido utilizada durante a cirurgia nasal para reduzir a perda de sangue e, em última análise, aumentar a visibilidade, e pode ser combinada com a adrenalina para um efeito vasoconstritor aumentado sem aumentar as complicações cardiovasculares. [89]

A cocaína deve ser utilizada com propanolol como anestésico geral para reduzir o risco de arritmia, e o seu uso deve ser evitado em crianças devido à sua menor tolerância a esta droga. [89]

A litratação descobriu que a hemorragia pode ser reduzida com depressores sangrantes administrados por via intravenosa, tais como desmopressina (0,3 micrograma/kg) e ácido tranexâmico (1 g). Outro método para reduzir a hemorragia operatória é a indução de hipotensão controlada durante a cirurgia. [89]

B) NERVE INJURY

A primeira utilização da osteotomia de Le Fort I e da osteotomia bilateral sagital splitmandibular (BSSO) para a correcção de deformidades da face média foram descritas na década de 1920 e em 1953,[90] respectivamente As complicações associadas à cirurgia ortognática aumentam de dia para dia. As complicações totais globais não podem ser facilmente determinadas devido às obrigações e envolvimento profissionais dos próprios cirurgiões.

De acordo com a investigação, a complicação mais frequentemente relatada é a lesão do nervo craniano/alteração da sensibilidade (50,00 %). Após a cirurgia ortognática, os pacientes podem sofrer laceração nervosa, lesão por estiramento nervoso, corte do nervo. O mais comumente ocorre ao nervo alveolar inferior (IAN) durante a BSSO. O exame neurofisiológico com eletroneuromiografia dará a classificação adequada da lesão nervosa no tipo axonal ou desmielinizante, o que, em última análise, dá a previsão precisa da recuperação e o risco de dor neuropática. [91] A lesão desmielinizante do nervo recuperará completamente dentro de 2 a 4 meses, juntamente com a remielinização, e dará uma dor neuropática ligeira. Por outro lado, a lesão axonal pode não se recuperar completamente, e se recuperar lentamente, ao longo de meses ou mesmo anos, e dá maior risco de desenvolvimento de dor. [91]

Os sintomas subjectivos da sensação alterada são classificados de acordo com a classificação geral da disfunção do sistema sensorial em três categorias:
- Sintomas normais (nervos sem alteração subjectiva),
- Sintomas sensoriais negativos (hipoestesia), e
- Sintomas sensoriais positivos (parestesia, disastresia, e/ou dor).

Os sintomas subjectivos de alteração sensorial são mais propensos ao tipo axonal de lesão nervosa do que ao tipo desmielinizante. [91]

Os métodos para testar a função nervosa sensorial podem ser divididos da seguinte forma:
- métodos quantitativos (dois pontos estáticos, teste de localização, e teste dinâmico).

- qualitativo (teste agudo/rombudo, sensação de toque, sensação de calor e frio)[92]

Os cirurgiões geralmente medem a deficiência sensorial imediatamente após a cirurgia, após 3, 6 meses, e após 1 ano. A maioria dos casos de parestesias resolvidos no prazo de 1 ano, mas não em todos os casos. Henzelka et al. descobriram que aproximadamente 3% dos pacientes podem sofrer de parestesias mesmo 1 ano após a cirurgia. [93]

Outros factores de risco de lesão e deficiência de IAN são os seguintes: (1) duração do procedimento; (2) idade do paciente; (3) o tipo de procedimento (ILROinverted L ramus osteotomy parece ser uma escolha melhor do que o método BSSO); (4) experiência do cirurgião; (5) avanço mandibular >10 mm; (6) o espaço cirúrgico no lado medial do ramo mandibular e a subsequente manipulação do IAN nessa região; (7) o tipo de fixação (a fixação bicortical parece ser um factor de risco de lesão ou compressão nervosa); e (8) o limiar sensorial táctil antes da cirurgia (os pacientes com limiares sensoriais baixos antes do BSSO experimentaram um grau de deficiência mais elevado após a cirurgia, em comparação com aqueles com limiares pré-operatórios mais elevados. [94-97]

Os investigadores também dizem que a monitorização intra-operatória contínua do potencial de acção do nervo sensitivo (SNAP) do nervo alveolar inferior (IAN) mostrou que a abertura medial (retracção de fragmentos ósseos no lado interior da mandíbula) durante o BSSO envolve um risco elevado de dano de IAN. [95]

Os doentes com lesão nervosa não só enfrentarão as alterações de sensação nos lábios, queixo e boca, como também enfrentarão as alterações funcionais da cavidade facial e oral que incluem baba da boca, os alimentos permanecerão na cavidade oral que não detectarão facilmente, dificuldade de fala, dor ao tocar, dificuldade durante a alimentação e o beijo, biópsia dos lábios e das bochechas e má higiene oral. [94]

O nervo infraorbital (ION) é outro nervo craniano que pode ser encontrado durante procedimentos de cirurgia ortognática. A osteotomia de Le Fort 1 é a principal responsável pelos danos no nervo infraorbital. Alterações como alterações do limiar mucoso, cutâneo e pulpar podem ocorrer durante esta cirurgia. Os sintomas de tais lesões são cutâneo, bem como entorpecimento oral ou hipersensibilidade e entorpecimento gengival. [98]

Apesar de tais complicações neurosensoriais mencionadas acima, a cirurgia ainda ortognática é um tratamento de escolha para qualquer paciente.

C) DESARTICULAÇÃO VÓMERO-ESFENOIDAL

A desarticulação vomero-esfenoidal pode ocorrer devido ao uso impróprio do osteótomo septal ou ao uso do osteótomo septal na direcção errada durante a osteotomia maxilar. Um tomo de osteo deve ser utilizado com precisão e cuidado ao longo do chão nasal. A resistência óssea pode ser sentida quando um osteótomo está em contacto com o vómito. Se a mobilidade do vómito for observada após fractura para baixo do maxilar, o maxilar é deixado na sua posição actual. A ressecção excessiva da maxila pode aumentar o risco de laceração da membrana mucosa e hemorragia. No entanto, a maxila não tem de ser reposicionada no seu local original se o vómer tiver sido completamente separado. A perda grave da função não ocorre mesmo após o vómito ter sido removido. [99]

D) REFLEXO TRIGEMINOCÁRDICO

Complicações cardíacas tais como assistolia, disritmias cardíacas e bradicardia, podem ocorrer durante cirurgias oftálmicas ou maxilofaciais. Estas complicações cardíacas podem ser fatais e a sua incidência é muito rara. A taxa destas complicações durante as cirurgias maxilo-faciais tem sido relatada como sendo de 1,6%. Quando a estimulação acidental do ramo maxilar do nervo trigémeo, nervo palatino maior, ou nervo alveolar superior posterior leva à estimulação do nervo vago, o que acabará por activar o sistema nervoso parassimpático, e que leva à disritmia cardíaca. O risco de bradicardia reflexa durante a cirurgia maxilo-facial que envolve a estimulação do nervo trigémeo deve ser considerado em toda a cirurgia e o cirurgião deve estar consciente desta situação e deve estar preparado para tratar todas as complicações possíveis. Na maioria dos casos, o ritmo cardíaco e a tensão arterial voltam ao normal enquanto a arritmia desaparece após a interrupção temporária da cirurgia. Quando a bradicardia acompanhada de bradicardia refratária, assistolia, e a hipotensão persiste, isso indica que os sintomas se estão a tornar piores, de modo que os medicamentos anticolinérgicos do tempo (atropina 0,2-1,0 mg, glicopirrolato 0,1-0,4 mg) devem ser injectados. [100-102]

E) MORTE

As principais causas de morte durante ou após cirurgia ortognática são devidas a hemorragia intra-operatória grave, obstrução das vias aéreas e anestesia geral. Complicações graves como a morte raramente ocorre quando a cirurgia ortognática é realizada por cirurgiões experientes com todo o equipamento necessário, e a cirurgia ortognática pode ser considerada um procedimento seguro a fazer. [82]

3.Complicações pós-operatórias imediatas

Há muitas complicações pós-operatórias que ocorrem após a cirurgia ortognática. Todas as complicações serão aqui discutidas passo a passo.

A) DENTRO DE JUSTIÇA

Sempre que utilizamos parafusos de fixação maxilomandibular deve ter-se o cuidado de não danificar as raízes dos dentes durante a sua implantação. Não foi observada necrose da polpa ou dor durante a monitorização pós-operatória. Durante um procedimento ortognático, se estivermos a fazer uma abordagem intra-oral próxima do ápice radicular, ou se for feita uma ressecção directa perto do ápice radicular, há a possibilidade de necrose pulpar e descoloração dos dentes. Os principais factores de risco de descoloração dentária são a ligadura descendente da artéria palatina, genioplastia, e osteotomia subapical mandibular. É especialmente importante proteger a artéria palatina descendente durante a osteotomia de Le Fort I. [103]

B) DOR NEUROLÓGICA

As lesões nervosas associadas à cirurgia ortognática afectam principalmente o nervo alveolar inferior, nervo incisivo, nervo mental e nervo infraorbital. Por vezes também se podem notar danos no nervo facial que podem ser directos ou indirectos. Se os danos ocorrerem devido à osteotomia de Le Fort 1, ocorrerão alterações de sensação na mucosa vestibular, mucosa palatina, dentes maxilares e pele facial. A sensação de perda de pele recuperará completamente após algum tempo. [104]

A osteotomia sagital dividida do ramo sagital(SSRO) causa mais problemas neurológicos do que a osteotomia intraoral vertical do ramo sagital(IVRO). Foram observados problemas neurológicos até 24 semanas após a SSRO em vários locais, e a recuperação tendeu a ser mais lenta após a SSRO do que após a IVRO. [105]

Os investigadores disseram que a hipoestesia após a SSRO pode durar menos de 1 ano em pacientes jovens, mas pode durar tanto tempo ou algum tempo de vida em pessoas mais velhas. Por outras palavras, a velhice é um factor de risco para a hipoestesia permanente. [106]

Há tantos casos relatados de paralisia do nervo facial em pacientes que se submeteram à SSRO. A taxa de paralisia do nervo facial relatada por outros estudiosos varia de 0,17% a 0,75%. As causas de paralisia do nervo facial após cirurgia ortognática incluem paralisia isquémica do nervo facial causada por injecção profunda de vasoconstritores, fractura do processo estilóide com deslocamento posterior, danos físicos por um cinzel ou osteótomo utilizado para separação de segmentos, e compressão do nervo facial devido a um segmento deslocado posteriormente, escorregamento de uma broca ou uma broca nos tecidos moles perimandibulares durante a osteotomia medial, e retractores cirúrgicos ou hematoma. [107]

Uma vez que a distância entre a borda posterior do ramo ascendente e o nervo facial é inferior a 1 a 2 cm enquanto a boca está aberta, o nervo facial pode ser facilmente pressionado ou directamente danificado. [108-109]

As modalidades de tratamento de tais lesões são a utilização de esteróides durante ou após a cirurgia e podem prevenir eficazmente lesões temporárias, reduzindo a pressão criada pelo edema. Se a recuperação funcional não ocorrer dentro de 4-8 meses, deve ser feita uma reexploração com enxerto de nervos ou cirurgia de reanimação. [109]

C) DOR NEUROPÁTICA

A dor após uma cirurgia ortognática é comum. A dor contínua tem sido relatada por 21,4% dos pacientes após cirurgia ortognática, 7,1% dos quais sentiram dor neuropática e 14,3% sentiram dor músculo-esquelética. [110]
A explicação detalhada já foi discutida anteriormente.

D) INFECÇÃO

As infecções pós-operatórias são raras. Infecções pós-operatórias que incluem abcesso, celulite, sinusite maxilar, e osteomielite. A infecção pós-operatória na região maxilofacial é relativamente baixa devido à elevada vascularização sobre essa área e é ainda mais reduzida através da manutenção de uma assepsia adequada e com cobertura antibiótica adequada. Mesmo que a infecção ocorra, é curável com diagnóstico precoce e com cobertura antibiótica adequada. As cefalosporinas de 3ª geração são o medicamento de eleição. [111-112]

E) UNIÃO ATRASADA OU NÃO UNIÃO DO LOCAL DA OSTEOTOMIA

A união tardia ou não união de um local de osteotomia pode ocorrer devido a uma cicatrização deficiente dos tecidos duros e moles. O risco de não união é maior quando a fixação inadequada é realizada após uma fixação não rígida utilizando materiais como fios, ou quando o deslocamento anterior de um segmento ósseo é grande, ou quando é realizado um avanço maxilar superior a 6 mm. Pré-maturos oclusais pós-operatórios e talas mal construídas podem também interferir com a estabilização e cicatrização de segmentos ósseos. A união retardada e a não união também podem ocorrer em doentes com doenças sistémicas que também tenham comprometido a cicatrização de feridas. [73]

F) OTITIS MEDIA

Durante a realização da cirurgia ortognática, se qualquer corpo estranho remanescente na trompa de Eustáquio puder causar otite média. O corpo estranho pode ser removido por endoscopia transnasal. [113]

G) VERTIGEM POSICIONAL PAROXÍSTICA BENIGNA

Este é um dos tipos de vertigens mais frequentemente observados. Provoca vertigens que duram menos de um minuto e se repetem enquanto o paciente muda de posição. Embora a sua patogénese e mecanismos fisiológicos ainda sejam tópicos controversos, é geralmente aceite que a formação de partículas de tecido degeneradas no fluido linfático dentro dos canais semicirculares do ouvido interno causa tonturas graves em caso de alterações posicionais. A vertigem posicional paroxística benigna ocorre geralmente como uma complicação da neurite vestibular, lesão da cabeça, doença de Meniere, e cirurgia otorrinolaringológica. Tem sido sugerido que a vertigem posicional paroxística benigna é induzida pela energia vibracional que surge durante a cirurgia dentoalveolar com uma broca rotativa para remoção de dentes e quistos impactados, cirurgia ortognática, e elevação do piso sinusal com um osteótomo. [114-115]

H) FALTA DE FORMAÇÃO DE LÁGRIMAS APÓS CIRURGIA

Lesão ocular em cirurgias ortognáticas não é tão comum. Em Le Fort 1 osteotomia há uma hipótese de lesão ocular devido a fractura da placa pterigóides que subsequentemente danifica as fibras nervosas parassimpáticas da glândula lacrimal, o que acaba por causar uma diminuição das secreções lacrimais. Mas os estudiosos revelam que pode ser corrigida pelo seu próprio seguimento algum tempo se a lesão for limitado às fibras não mielinizadas. Até a recuperação dizer ao doente para usar a lágrima artificial. [116-117]

I) INSUFICIÊNCIA RESPIRATÓRIA

As complicações relacionadas com o sistema respiratório incluem obstrução das vias respiratórias, pneumonia, atelectasia, pneumotórax e pneumomediastino. As principais causas de insuficiência respiratória que irão ocorrer após cirurgia ortognática são a estimulação por um tubo utilizado na anestesia, elevação ou dano da mucosa nasal, fixação intermaxilar, redução da cavidade nasal, longo tempo de operação, aspiração de sangue, e influxo de ar através do plano fascial do pescoço. [118] A dispneia também ocorreu após cirurgia ortognática e que é causada por hemorragia ou secreções acumuladas pode ser evitada evitando a ventilação excessiva durante a anestesia geral e minimizando o trauma intra-operatório. A pneumonia por aspiração pode ocorrer quando a saliva, alimentos ou secreções nasais entram na árvore brônquica. A taxa de pneumonia por aspiração após cirurgia ortognática é de aproximadamente 0,01% a 0,03%. [119] O académico afirmou que o cirurgião deve estar ciente do facto de que o espaço aéreo pode ser significativamente reduzido devido ao movimento posterior da mandíbula durante a SSRO. Os potenciais problemas pós-operatórios podem ser evitados prevenindo o risco de insuficiência respiratória e determinando a quantidade apropriada de contratempo. Por essa razão, quando a cirurgia de contra-retrocesso é planeada para pacientes de classe III com escores pré-operatórios elevados de Mallampati, apenas uma pequena quantidade de contra-retrocesso mandibular é aconselhável. [120-121]

I) MORTE

As principais causas de morte após cirurgia ortognática são devidas a hemorragia intra-operatória grave, hemorragia secundária retardada, obstrução das vias aéreas, e anestesia geral. Complicações graves como a morte raramente ocorrem quando a cirurgia ortognática é realizada por cirurgiões experientes com todo o equipamento necessário, e a cirurgia ortognática pode ser considerada um procedimento seguro a fazer. [82]

4. Atraso nas complicações pós-operatórias
A) RELAPSE

Os factores responsáveis pelas recaídas são os seguintes: efeitos fisiológicos relacionados com os músculos que são influenciados pela direcção da rotação óssea e a quantidade de movimento ósseo, alterações na posição dos dentes após a cirurgia, assimetria entre as mandíbulas esquerda e direita, alteração na inclinação do ramo, alteração no plano mandibular, tipo de fixação, alteração na posição condilar, tala final mal produzida, e desalinhamento não resolvido dos maxilares superior e inferior durante os procedimentos ortodônticos realizados antes da cirurgia. [38-40]

1) Lacuna entre o segmento proximal e distal

É comum a formação de uma fenda entre dois segmentos ósseos após a osteotomia sagital de ramus split. A fixação forçada levará a mudanças nas posições dos côndilos e recaídas. [41] A interferência óssea entre segmentos ósseos pode estar causalmente relacionada com a recidiva, alterações na posição dos côndilos ou discos articulares e reabsorção condilar. O tratamento para estas condições está a realizar um enxerto ósseo na área da fenda do segmento, dobrando o segmento distal posterior ao último molar, e a fixação da placa dobrável a ser utilizada. [42-48]

2) Mal posicionamento do côndilo

Há relatos de casos de mordida aberta anterior grave que ocorreram imediatamente após a libertação da fixação maxilomandibular, e o investigador mencionou que tal se deve a uma má posição do côndilo. O tratamento de escolha para tal lesão é o tratamento ortodôntico através da utilização de copos de queixo. As mordidas abertas podem ser tratadas 10 dias após o tratamento ortodôntico. [49]

3) Tensão pterigomassetérica

A osteotomia de retrocesso mandibular pode alterar o equilíbrio fisiológico normal da funda pterigomassetérica que pode afectar o funcionamento do músculo de mastigação. Estas alterações nos músculos levam à rotação do segmento proximal no sentido contrário ao dos ponteiros do relógio para o colocar de novo na sua posição original. A ostectomia angular pode alterar o comprimento da funda pterigomasseteriana e a redução da tensão pterigomassetérica pode reduzir a taxa de recaída após a cirurgia. [50] A recidiva pode ser evitada em pacientes com uma mordida aberta utilizando a técnica Epker modificada ou realizando o descolamento da funda pterigomassetérica, genioplastia ou barbeação angular durante a osteotomia Split Sagittal Ramus (SSRO). [51]

4) Rotação no sentido dos ponteiros do relógio do segmento proximal

Os investigadores afirmaram que a segurança da SSRO diminui com um aumento da rotação anti-horária do segmento proximal, e que mesmo quando a distância de retrocesso mandibular é grande, a recidiva pós-operatória pode ser evitada através da minimização da rotação do segmento proximal. A tendência de recidiva aumenta quando o segmento proximal que rodou anteriormente no sentido dos ponteiros do relógio começa a rodar no sentido contrário ao dos ponteiros do relógio após a cirurgia.

O tratamento para tal condição é o reposicionamento superior da maxila posterior ou o reposicionamento do segmento proximal para a sua posição original, o que impede a rotação do segmento no sentido horário, pode reduzir a taxa de recidiva. O reposicionamento superior da maxila posterior aumenta a segurança da cirurgia de retrocesso mandibular. Os investigadores relataram que o reposicionamento superior da maxila posterior e a ressecção do ângulo mandibular podem minimizar a ocorrência de recidiva após uma cirurgia de recuo mandibular. [52-56]

B) NECROSE DO SEGMENTO ÓSSEO

Há menos casos registados de necrose do osso após o surto ortognático. A maioria dos casos ocorre com pacientes que se submetem a osteotomia do ramo vertical transoral e a necrose ocorre no segmento proximal do osso. A causa real da necrose do osso após a cirurgia ortognática não é conhecida mas presume-se que seja causada pela isquemia local que se desenvolveu como resultado de ablação excessiva de tecidos moles e formação de hematoma. [122]

O tratamento de escolha para tal lesão é a injecção intravenosa de cefalosporina de terceira geração e metronidazol, seguida de uma ressecção de 15 mm de tecido necrótico inferior ao segmento proximal através de uma abordagem intraoral. [122]

C) DISFUNÇÃO DA ARTICULAÇÃO TEMPOROMANDIBULAR

As perturbações ou disfunções da articulação temporomandibular (ATM) representam a segunda complicação mais comum após a cirurgia ortognática (13,64 %). Após a cirurgia, os pacientes podem sofrer de disfunção da articulação temporomandibular, reabsorção condilar, desarranjo da superfície condilar ou má oclusão como resultado da flacidez condilar.

Cirurgia ortognática e relação de disfunção condilar ainda não provada, mas alguns investigadores relataram um efeito favorável da cirurgia ortognática na disfunção da ATM; contudo, muitos outros estudos não mostraram uma melhoria dos sintomas da ATM, e a função da ATM piorou em alguns pacientes.

Se o paciente tiver sintomas condilares pré-operatórios, a osteotomia intra-oral oblíqua do ramo com fixação maxilamandibular será mais favorável para a ATM do que a BSSO com fixação rígida. No entanto, alguns autores estudaram e concluíram que, não existem diferenças significativas nos sinais ou sintomas da ATM entre fio e fixação rígida após a cirurgia.

Muitos sintomas da ATM podem ocorrer após cirurgia ortognática, desde dor, ruído intra-articular, clique e crepitação e reabsorção condilar. Os cirurgiões devem conhecer o risco de reabsorção condilar, especialmente no caso de pacientes do sexo feminino com um ângulo plano pré-operatório elevado, côndilos pequenos que podem ser detectados pela radiografia, deformidade do ângulo classe II que requer um avanço mandibular muito largo, e um pescoço condilar inclinado posteriormente.

O primeiro sinal de reabsorção condilar pode ser notado dentro de 6 meses a 2 anos após a operação. A flacidez condilar pode ser definida como "uma alteração imediata ou tardia da posição do côndilo na fossa glenoidal após o estabelecimento cirúrgico da oclusão pré-planejada e fixação rígida dos fragmentos ósseos, levando a alterações na oclusão".

A flacidez condilar está dividida em categorias centrais e periféricas, que se dividem ainda em flacidez condilar periférica tipo I e flacidez condilar periférica tipo II. As divisões são baseadas na relação entre as superfícies articulares.

Os possíveis factores de risco incluem o seguinte: (1) uma rachadura incompleta ou em pau verde que impede o assentamento condilar; (2) vector incorrecto durante o posicionamento condilar; (3 hemorragia ou edema intra-articular); (4) interferência muscular, ligamentar ou periósteo; e (5) flexão do segmento proximal enquanto se coloca a fixação rígida.

Para evitar tais complicações, o cirurgião deve fazer o posicionamento dos fragmentos ósseos e a fixação rígida. Os métodos que ajudam a lidar com estes desafios incluem o seguinte: (1) técnica específica de posicionamento condilar; (2) diagnóstico intra-operatório; e (3) despertar intra-operatório do paciente num estado de analgosedação consciente para examinar os movimentos passivos e activos da mandíbula a fim de criar a relação oclusal correcta.

D) RONCO OU APNEIA OBSTRUTIVA DO SONO

O ronco ou apneia obstrutiva do sono (AOS) pode desenvolver-se após uma cirurgia ortognática devido às alterações da posição óssea hióide e a via aérea torna-se mais estreita. [123] O movimento posterior da mandíbula por uma grande distância pode levar ao desenvolvimento da AOS numa idade mais avançada, e requer uma monitorização pós-operatória consistente. Além disso, quando a distância de retrocesso mandibular é grande, a cirurgia do maxilar duplo, na qual é realizado o avanço anterior da maxila, também pode ser uma causa para o desenvolvimento da AOS. [124] No entanto, numerosos estudos relataram que a cirurgia ortognática não afecta significativamente as vias respiratórias e que não induz o ronco ou a AOS. [125] Os cirurgiões orais e maxilo-faciais devem ter plena compreensão da possibilidade de desenvolvimento pós-operatório do ronco ou AOS, e dos seus métodos de tratamento (tratamento conservador e/ou cirúrgico).

E) TROMBOEMBOLISMO VENOSO

O tromboembolismo venoso (VTE) é uma complicação comum que ocorre a uma taxa de 90 milhões de casos por ano nos Estados Unidos. De acordo com a investigação, o desenvolvimento de TEV em pacientes que se submetem a cirurgia ortognática tem uma probabilidade de 0,15 por cento. O TEV desenvolve-se como resultado de lesões da parede vascular devido a hospitalização prolongada, imobilidade, hipoxia local que induz coágulos sanguíneos, anestésicos, cirurgia e trauma. [126-127]

F) PSEUDOANEURYSM

O Pseudoaneurisma (fístula arteriovenosa) é definido como uma dilatação focal anormal de uma parede arterial. É um tipo falso de aneurisma que provoca alterações na composição dos vasos sanguíneos e os vasos sanguíneos tornam-se fibrosados. É uma complicação muito rara que ocorre após uma cirurgia ortognática. Os sintomas são inchaço facial, hemorragia retardada, e desenvolvimento de uma massa mole pulsátil. Grandes vasos sanguíneos como a artéria maxilar na região da entalhadura sigmóide, a artéria facial na região posterior do corpo mandibular, e a artéria alveolar inferior estão em alto risco de pseudoaneurismas. Se a hemorragia não puder ser controlada com sucesso através de exploração cirúrgica e ligadura de vasos, deve ser realizado um tratamento radiográfico intervencionista, tal como a embolização. [128-130]

G) ACESSO DO TREMO

Após a cirurgia ortognática, a ocorrência de infecções graves é relativamente baixa. O abscesso cerebral após cirurgia de osteotomia maxilar e mandibular é extremamente raro, mas há poucos casos registados em todo o mundo.

O abscesso cerebral é uma infecção intracerebral que começa com a inflamação do cérebro e que acaba por levar à formação de uma colecção bem circunscrita de pus nessa área. Antes do desenvolvimento de antibióticos e dos menores instrumentos de diagnóstico, era a condição fatal que levava o doente a morrer, mas após a invenção dos antibióticos e do TAC, bem como dos instrumentos de diagnóstico avançado, a detecção precoce da lesão é agora possível numa fase inicial, pelo que a taxa de mortalidade se torna agora baixa.

Existem dois mecanismos de protecção que protegem o cérebro a ser infectado com micróbios:
- Barreira cerebral do sangue
- Alcançar o fornecimento de sangue

A incidência de abcesso cerebral é baixa, alegadamente 1 em 100000. Antes os antibióticos e os instrumentos de diagnóstico adequados apresentavam taxas de mortalidade elevadas de 36 a 90 por cento dos casos, mas agora um dia é atingido um valor baixo de 19,7 por cento. [131-133]

As fontes mais comuns de ocorrência de abcesso cerebral são o ouvido médio, os seios paranasais do ar e os dentes. A infecção pode levar ao cérebro através da válvula menos veia emissária. A persistência da sinusite sem tratamento, o paciente imunocomprometido e outra anomalia anatómica congénita podem facilitar a propagação intracerebral. [134]

A causa mais comum do abcesso cerebral é a sinusite dos seios paranasais do ar, principalmente frontal, esfenoidal e etemoidal. A sinusite maxilar raramente se propaga intracranialmente, mas a sinusite maxilar de origem odontogénica pode atingir intracranialmente. Na sua maioria, o abcesso induzido pelos seios nasais localiza-se geralmente dentro do lóbulo frontal.

Existem dois tipos de abcesso induzido por sinusite:
- Espalhamento directo através do osso e dura
- Propagação indirecta através das veias diplóicas sem válvulas, dural e meníngeo.

Durante a osteotomia de Maxillary Le Fort 1, o seio maxilar e o aparelho nasal ficam feridos e esse trauma leva à formação de edema que pode alterar o padrão normal de drenagem do seio que leva à formação de sinusite. Inicialmente não há evidência de abscesso cerebral, mas desenvolver-se-ão sinais de fases tardias.

Outra fonte da formação do abcesso cerebral é a semeadura de substâncias microbianas no plexo venoso pterigóides durante a queda da maxila que, em última análise, chega ao seio cavernoso até ao forame oval.

O abcesso cerebral pode surgir como uma cerebrite precoce que se caracteriza por edema e inflamação locais e após essa área focal de necrose desenvolve-se a partir dessa lesão que resulta na cerebrite tardia. Devido a isso, o nosso sistema corporal reagirá a essa infecção e isso leva ao desenvolvimento de paredes bem vascularizadas em torno dessa área. Na tomografia computorizada, isto é visto como uma lesão que aumenta o anel. [135]

O paciente queixa-se de um tipo não específico de dor de cabeça baça, letargia, estupor, náuseas, vómitos e outros sinais que mostram um aumento da pressão intracraniana que se desenvolverá na fase tardia. [136-137]

Os testes laboratoriais não têm utilidade as culturas de sangue são frequentemente negativas não há aumento da contagem de leucócitos. O procedimento de punção lombar está contra-indicado em caso de abscesso cerebral devido ao aumento da probabilidade de desenvolvimento de hérnia do tronco cerebral devido ao aumento da pressão intracraniana. O líquido cerebroespinhal também mostra os sinais negativos de abscesso. [138]

O teste de diagnóstico de escolha para o abcesso cerebral é a tomografia computorizada de contraste melhorado que mostra uma lesão que aumenta o anel. A FNAC guiada por TC também pode ser realizada para a sensibilidade da cultura.

O tratamento de escolha do abscesso cerebral é a drenagem cirúrgica através da craniotomia aberta. A coloração de Gram deve ser realizada para uma selecção antibiótica eficaz. Os estreptococos microaerófilos i.e. S.milleri e anaeróbios i.e bacteróides, fusobacterium e estreptococos anaeróbios são organismos típicos que têm origem nos seios paranasais do ar. Os estreptococos e a actinomicose surgem a partir das infecções odontogénicas. Pseudomonas aeruginosa e enterobacteriaceae são originadas pela fonte otogénica. [138]

A dose elevada de Penicilina G (10-20 milhões de unidades/dia) com metronidazol é o tratamento de escolha. Outros antibióticos são também utilizados, dependendo do tipo de relatórios de cultura. 6-8 semanas de antibioticoterapia são recomendadas após a drenagem. [138]

CAPÍTULO 4
COMPLICAÇÕES ASSOCIADAS À OSTEOTOMIA DE LE FORT 1

INTRODUÇÃO

A osteotomia LeFort 1 é um procedimento utilizado por cirurgiões orais e maxilo-faciais para corrigir uma vasta gama de deformidades dentofaciais e esqueléticas. Devido à sua simplicidade e versatilidade, ganhou popularidade para uma vasta gama das suas utilizações. A osteotomia pode ser realizada rápida e eficientemente se forem seguidas preparações pré-operatórias e intra-operatórias apropriadas. O perfil de complicações deste procedimento está bem estabelecido e deve ser compreendido antes da cirurgia. Estudos recentes centraram-se na fiabilidade dos movimentos maxilares, uma vez que se relaciona com estabilidade e recaída a longo prazo.

A osteotomia LeFort I tem o nome do padrão de fractura originalmente descrito por Rene LeFort em 1901 que se estende desde o septo nasal, ao longo dos apices dos dentes, e através da junção pterigomaxilar. A primeira descrição de uma cirurgia de LeFort 1 foi dada por Cheever em 1864 para a ressecção de um tumor nasofaríngeo. A osteotomia LeFort 1 poupa as placas pterigóides através do corte na junção pterigomaxilar. [139]

O procedimento foi utilizado pela primeira vez para corrigir deformidades dentofaciais em 1921, quando Herman Wassmund reposicionou a maxila após osteotomia e tracção ortopédica pós-operatória. Em 1934, Axhausen mobilizou a maxila osteotomizada intra-operatoriamente para corrigir uma mordida aberta. [140-141] Esta técnica tornou-se cada vez mais popular na Europa e nos Estados Unidos para a correcção de deformidades dentofaciais, mas a sua estabilidade estava ainda em questão. Em 1969, Converse relatou a importância da colaboração ortodôntica durante as fases de planeamento para a correcção de deformidades dentofaciais com cirurgia ortognática. [142] Isto levou a uma aceitação mais ampla deste procedimento e à incorporação de um ortodontista para cuidados pré e pós operatórios. Desde então, muitos cirurgiões publicaram a sua experiência com a osteotomia LeFort 1 para a correcção de deformidades dentofaciais, bem como para o acesso à face média e à base do crânio. A popularidade deste procedimento cirúrgico levou ao advento da cirurgia de "dois maxilares", LeFort I em conjunto com uma osteotomia bilateral sagital dividida.

INDICAÇÕES PARA A OSTEOTOMIA DE LEFORT 1

A osteotomia LeFort I é normalmente utilizada para a correcção de maloclusão e deformidades do esqueleto facial. Como permite o movimento nos três planos, é utilizada para tratar as más oclusões de classe II e III, bem como as assimetrias dentofaciais. É normalmente utilizado para tratar o excesso verticalmaxilar e a hipoplasia facial média. É importante que o cirurgião incorpore a perícia de um ortodontista antes de realizar qualquer procedimento ortognático. Os movimentos esqueléticos necessários devem ser completados em combinação com o tratamento dentário, para que a oclusão correcta possa ser alcançada.

A má oclusão de classe III é uma das razões mais comuns para a realização de uma osteotomia LeFort I. Está associada à hipoplasia maxilar e é normalmente encontrada em doentes com atrofia maxilar, fendas orofaciais e apneia obstrutiva do sono (AOS).

LeFort 1 osteotomia com avanço horizontal é utilizada para a maioria dos pacientes para corrigir a sua maloclusão. Esta cirurgia é normalmente realizada nas últimas fases de tratamento de pacientes com fendas labiais e palatinas. Têm uma maloclusão de classe III significativa, bem como uma arcada dentária estreita e um colapso palatino. [143 A] cirurgia da maxila é necessária em até 25% dos pacientes com fendas labiais e palatinas. [143] Tradicionalmente, uma osteotomia LeFort I com avanço tem sido o tratamento padrão. Devido às altas taxas de recaída com este procedimento, muitos têm defendido a osteotomia segmentar LeFort I com expansão palatina rápida ortodôntica. [144]

Os pacientes com deformidades graves de classe II devido ao retrognatismo mandibular serão frequentemente submetidos à osteotomia LeFort 1 e ao reposicionamento, para além do avanço mandibular e da genioplastia óssea, a fim de obterem uma aparência mais estável e estética.

A osteotomia LeFort I é utilizada em combinação com a osteotomia bilateral sagital dividida (BSSO) na correcção dos defeitos secundários maxilares vistos em deformidades mandibulares assimétricas. Estas assimetrias são geralmente atribuídas à hiperplasia unilateral do côndilo mandibular durante o crescimento activo da maxila e da mandíbula. O sobrecrescimento assimétrico da maxila ipsilateral desloca a linha média e a inclinação do plano maxilar. LeFort I é utilizado para realinhar a maxila com a linha média facial, corrigir a inclinação, e permitir o avanço.

Os pacientes que sofrem de excesso vertical da maxila (VME) ou deficiência podem ter a altura vertical da maxila alterada com a osteotomia de LeFort 1. Os pacientes com VME, ou "síndrome da face longa", beneficiarão da osteotomia diminuindo a posição vertical da maxila e a quantidade de espectáculo gengival. Estes pacientes apresentam frequentemente um retrognatismo mandibular, um queixo retrusivo, e uma tendência para a má oclusão de classe II. A correcção consiste geralmente em cirurgia de dois maxilares e genioplastia óssea. A obstrução das vias respiratórias e a respiração bucal são frequentemente encontradas associadas à VME, ambas normalmente resolvidas após a cirurgia.

LeFort I osteotomia é também utilizada para outras condições que não a maloclusão, incluindo a atrofia maxilar e a apneia obstrutiva do sono. Combinado com enxertos ósseos ilíacos autógenos, LeFort 1 osteotomias foram utilizadas para reabilitar a mandíbula atrofiada e edêntula para implantes osteointegrados. Em maxilas gravemente atrofiadas, a colocação de enxertos ósseos interposicionais após a osteotomia de LeFort I demonstrou proporcionar estabilidade a longo prazo para implantes osteointegrados. [145]

Os pacientes com apneia obstrutiva do sono que demonstrem anomalias cefalométricas consistentes com a obstrução das vias aéreas beneficiarão da cirurgia maxilomandibular. Deve ser realizada uma avaliação exaustiva das vias respiratórias para determinar o nível de obstrução. Se a obstrução parecer estar ao nível do esqueleto, os pacientes podem ser submetidos a uma operação bimaxilar para o avanço do esqueleto. Isto irá subsequentemente aumentar o volume da via aérea oro- e nasofaríngea e curar o paciente da doença. [146]

TECHNIQUE

A realização da osteotomia LeFort 1 pode ser um dos procedimentos mais agradáveis e eficientes em cirurgia ortognática. Uma preparação ortodôntica adequada deve ser concluída antes de qualquer intervenção cirúrgica. Isto inclui a ortodontia pré-operatória para a descompensação dentária, bem como uma avaliação facial global para a estética facial. [147] Uma sequência operatória consistente deve ser seguida para acelerar o procedimento e eliminar desperdício de tempo desnecessário. O paciente é colocado numa posição supina com um rolo de ombro para uma posição neutra da cabeça. A intubação nasotraqueal é preferível nestes pacientes para que a oclusão possa ser verificada sem dificuldade. O tubo é normalmente fixado com uma sutura de seda 2.0 à porção membranosa do septo caudal ou o couro cabeludo anterior. Isto permite que o tubo seja preparado para o campo cirúrgico e evita que se desloque durante a cirurgia. As marcas faciais externas são importantes para estabelecer antes do início do procedimento, para que o movimento da maxila possa ser medido em relação ao esqueleto craniano. Isto é normalmente feito através de uma tatuagem ao nível do canthus medial ou um fio K colocado ao nível da junção nasofrontal. Uma vez estabelecido este ponto de referência, as medições pré-operatórias da maxila a partir dos dentes ou braquetes ortodônticos devem ser obtidas tanto à esquerda como à direita. A anestesia local é então injectada no sulco gengivobucal do lábio superior para ajudar na hemostasia. A incisão é feita com o objectivo de deixar uma manga saudável de gengiva deslizante. Com o lábio superior retraído, a quantidade de manguito gengival deslizante deixada na maxila deve ser exagerada para compensar a quantidade de estiramento de tecido mole que ocorre. A braçadeira aparecerá sempre mais curta após o corte. Este é um passo importante na operação porque ajudará o cirurgião a evitar a embaraçosa complicação do material exposto devido a um fecho inadequado. A maioria dos cirurgiões recomendará uma braçadeira de 5 mm.

A incisão pode ser feita com uma lâmina #15 ou com electrocauterização num cenário baixo. Uma vez através da mucosa e no tecido areolar solto no plano submucosal, a dissecação deve proceder directamente ao osso. É importante não sair deste plano e dissecar para a musculatura facial. Isto resultará em hemorragia e inchaço desnecessários. A incisão é feita do primeiro molar ao primeiro molar, para expor tanto os contrafortes laterais como mediais da maxila.

Quando o periósteo é identificado, deve ser marcado com electrocautério durante toda a duração da incisão. A dissecção subperiosteal com um elevador é realizada para expor a superfície anterior da maxila. A dissecção em torno do nível da abertura piriforme deve ter em conta a mucosa nasal e o revestimento. Deve ser prestada especial atenção para tentar evitar quaisquer perfurações no revestimento nasal. O chão do nariz e o septo nasal devem ser expostos novamente ao nível do palato posterior, para que a superfície superior do palato possa ser visualizada. Superiormente, a dissecção pára ao nível dos nervos infraorbitais. Lateralmente, a dissecção é realizada à volta do músculo lateral do maxilar. Deve ter-se o cuidado de permanecer num plano subperiosteal lateralmente e não dissecar no tecido mole. Isto evitará a exposição da almofada de gordura bucal, o que pode ser um incómodo para a retracção. A dissecção lateral deve terminar uma vez encontrada a junção pterigomaxilar.

Após a exposição do maxilar, devem ser feitos pontos de referência sobre o maxilar para ajudar a alcançar o plano pré-operatório. As necessidades estéticas do paciente ajudarão a determinar onde são feitas as osteotomias mediais e laterais. A osteotomia deve então ser marcada no maxilar com um lápis esterilizado ou com uma broca de alta velocidade. Ao conceber a osteotomia, deve ter-se o cuidado de evitar as raízes dos dentes. Usando o canino maxilar como referência da raiz do dente mais comprida (26mm), os apices dos outros dentes podem ser evitados. Ao nível da piriforme, a osteotomia deve ser sempre realizada abaixo do nível do turbinado inferior para evitar danos no sistema nasolacrimal.

A osteotomia é feita com uma serra recíproca no contraforte lateral da maxila e direccionada para a borda ipsilateral piriforme. A mesma osteotomia é realizada no lado contralateral. Um osteótomo fino é então utilizado para completar as osteotomias posteriores dos contrafortes laterais e mediais da maxila. Um osteótomo em forma de U é utilizado para separar o septo nasal do músculo maxilar. A parede posteriormaxilar é então fracturada com um osteótomo. Para evitar os vasos sanguíneos maxilares internos, deve-se ter o cuidado de não mergulhar demasiado fundo com esta corticotomia. [148] Durante as corticotomias mediais dos maxilares, deve ter-se o cuidado de evitar o tubo nasotraqueal e um atraso injustificado no procedimento. Finalmente, a junção pterigomaxilar deve ser separada com osteótomos curvados. Colocando um dedo dentro da boca e sentindo o hamulus, a extensão medial da osteotomia pode ser palpada para assegurar a posição adequada.

Uma vez terminadas as osteotomias, a fractura é realizada com pressão digital. Se a pressão digital não completar a osteotomia, então deve ser realizado um interrogatório minucioso das osteotomias anteriores. A fractura em depressão deve ser fácil e não deve exigir uma grande quantidade de força. A força excessiva pode causar uma fractura desfavorável e complicações.

A redução da maxila permitirá uma maior dissecção do chão nasal e da mucosa nasal. Quaisquer orifícios no revestimento nasal devem ser fechados para evitar hemorragias significativas e garantir a integridade da cavidade nasal. Agora que a maxila está livre, o tecido mole deve ser esticado de modo a permitir uma maior amplitude de movimento. Isto pode ser feito com fórceps de mobilização ou com pressão digital.

Durante a fractura, a hemorragia das osteotomias e das mucosas rasgadas deve ser controlada inicialmente com a embalagem. Qualquer hemorragia pulsátil deve ser controlada com electrocauterização bipolar.

O fornecimento de sangue ao segmento LeFort 1 é feito através do ramo palatino ascendente da artéria facial e do ramo anterior da artéria faríngea ascendente. A divisão da artéria palatina descendente durante a fractura descendente não resultará no comprometimento vascular da maxila. [149]

Uma vez terminadas a retracção e a mobilização, as necessidades estéticas e o planeamento pré-operatório determinarão a nova posição da maxila. Se for planeada a impacção, a quantidade adequada de osso maxilar anterior, septo e vómito deve ser reduzida para proporcionar uma base estável e evitar o desvio do septo nasal. Se forem criadas grandes lacunas para grandes movimentos inferiores ou horizontais, os enxertos ósseos devem ser considerados para proporcionar um movimento mais estável. Estes enxertos ósseos podem ser retirados localmente dos ossos faciais, do crânio através de enxerto craniano dividido, ou da crista ilíaca. Os movimentos desejados são feitos em relação aos pontos de referência externos medidos pré-operatoriamente. Se uma tala cirúrgica tiver sido moldada pré-operatoriamente, é então utilizada para posicionar a maxila, colocando o paciente em fixação maxilomandibular (MMF). Isto deve ser feito com os côndilos mandibulares devidamente assentados na sua fossa, de modo a não criar uma má oclusão pós-operatória. [150] Uma vez na posição adequada, a maxila deve ser fixada com placas e parafusos de titânio. Para estabilidade, são utilizadas placas em forma de 2-mmL, colocadas em cada um dos contrafortes maxilares. São dobradas numa orientação que assegura a posição desejada da maxila.

O paciente é libertado do MMF e a oclusão é verificada. A linha média maxilar é verificada em relação aos pontos de referência externos e os incisivos centrais são verificados em relação aos incisivos mandibulares. A relação central e a oclusão são verificadas através da manipulação da mandíbula em relação à posição da nova maxila. O posicionamento correcto dos côndilos mandibulares é extremamente importante antes de se verificar a nova oclusão.

Após assegurar uma oclusão adequada, a incisão é fechada com uma sutura absorvível. Isto é feito com uma sutura de Vicryl 3.0 ou 4.0, de forma a assegurar um fecho estanque à água. Alguns cirurgiões preferem uma sutura de ponto de alarme para recriar as inserções descoladas do músculo nasálico. Isto é feito para ajudar a evitar qualquer alargamento da base nasal. Um avanço em V-Y do tecido da mucosa pode ser feito para ajudar a prevenir um lábio superior plano. Isto ajuda a recriar a parte superior do lábio, especialmente após um grande movimento horizontal. [151]

Após a operação, uma sonda nasogástrica é mantida durante 24 horas para ajudar a prevenir náuseas. O paciente é colocado numa posição de cabeça para cima e é submetido a uma sucção manual. Para uma cirurgia LeFort 1 onepiece, os doentes não são normalmente mantidos em MMF, mas podem ser colocados em elásticos orientadores para ajudar a manter a oclusão. O paciente passará uma noite no hospital para ajudar com dores e náuseas. Às 24 horas, o tubo NG é removido e o doente tem alta se tolerar líquidos, ambulante, e a dor é controlada. Uma dieta mecânica suave é continuada durante 4 a 6 semanas até a união óssea ser alcançada.

Segmentar o Maxilla

Se a dimensão transversal da maxila precisar de ser alterada ou se houver passos na oclusão, pode ser realizada uma osteotomia segmentar de LeFort 1. [152] O procedimento inicia-se após a redução do segmento LeFort 1. A segmentação mais comum é a osteotomia paramediana. Esta osteotomia evita a linha média para evitar o osso mais espesso e a mucosa mais fina da maxila. As áreas paramedianas da maxila têm mucosa mais espessa, que é mais alterável ao estiramento, bem como osso mais fino que é mais fácil de cortar. A técnica envolve o cirurgião colocar o seu dedo sobre a mucosa palatina e utilizar a serra recíproca para fazer a osteotomia através da maxila. Assim que a serra atravessa o osso, a lâmina da serra pode ser sentida através da mucosa palatina e a serra é parada. A osteotomia do rebordo alveolar é feita com um osteótomo depois de se libertar cuidadosamente a gengiva anexa em torno do espaço interdental que vai ser dividido. As raízes dos dentes podem ser vistas salientes através do osso e devem ser evitadas. Se as raízes não puderem ser distinguidas no exame clínico, as radiografias são frequentemente úteis na identificação e protecção contra danos durante a segmentação da maxila.

Uma vez terminada a osteotomia, os segmentos são mobilizados e uma tala pré-fabricada é utilizada para posicionar a maxila no local apropriado. As peças da maxila devem mover-se e caber muito facilmente na tala, caso contrário a oclusão desejada não será estável. Nos casos em que existem grandes lacunas entre segmentos após a fixação, são utilizados enxertos ósseos autólogos. É importante deixar estes pacientes na sua tala oclusal durante 4 a 6 semanas para proporcionar à maxila um suporte extra durante a cicatrização.

COMPLICAÇÕES ASSOCIADAS À OSTEOTOMIA DE LEFORT 1

A osteotomia de LeFort I tem riscos inerentes e foram relatadas várias complicações. Os pacientes com grandes irregularidades anatómicas, tais como lábio leporino e palato fendido, tinham mais probabilidades de sofrer complicações. Estes pacientes, representando 11,5% da população, sofreram quase metade das complicações. Além disso, os pacientes com osteotomias segmentares LeFort 1 ou movimentos anteriores superiores a 9 mm apresentavam um risco mais elevado de complicações. Um planeamento pré-operatório cuidadoso e uma consulta pré-operatória adequada devem ser seguidos nestas situações específicas. São recomendados esforços para minimizar os movimentos maxilares (por exemplo, com cirurgia de duas mandíbulas) para reduzir as complicações. [153]

As complicações na osteotomia de lefort 1 são classificadas como :

1. Complicações intra-operatórias

2. Complicações pós-operatórias

1. Complicações intra-operatórias

A. Hemorragia associada à osteotomia de Le Fort 1

Uma grande hemorragia intra-operatória pode ser devida a uma ruptura mecânica dos vasos sanguíneos ou devido a um problema de hemostasia devido a uma função plaquetária inadequada ou a uma coagulopatia. Uma exsudação generalizada durante a operação sugere problemas com a função plaquetária, especialmente se o paciente ingeriu aspirina recentemente. Os doentes devem ser aconselhados a não tomar aspirina, medicamentos que contenham aspirina para o frio, etc., nas 2 semanas que antecedem a sua operação.

A hemorragia venosa intra-operatória pode geralmente ser gerida por embalagem sob pressão, enquanto que a hemorragia arterial pode geralmente ser controlada por pinçamento do vaso e utilizando electrocoagulação ou hemoclipes.

Por vezes, contudo, o vaso hemorrágico não pode ser identificado e fixado devido ao volume de sangue, ou porque o vaso se retrai para um local inacessível. Esta hemorragia pode ser controlado com embalagem sob pressão e agentes hemostáticos tópicos. Ocasionalmente, o cirurgião pode ser forçado a recorrer a modalidades de tratamento adicionais, tais como embalagem nasal anterior e posterior, embalagem do seio maxilar, ou ligadura da artéria carótida externa. [154]

B. Danos dentários

Estudos sugerem que a proximidade de cortes interdentais ou de miniplacas de parafusos predispõe a danos dentários, e particularmente a necrose da polpa. O fluxo sanguíneo pulpar dos dentes adjacentes às osteotomias verticais dos segmentos maxilares do Le Fort I foi reduzido significativamente aos quatro dias após a operação dos incisivos laterais, caninos e pré-molares, mas dentro de 2 meses recuperará por si só. Os incisivos centrais e os dentes que estão distantes da osteotomia vertical parecem manter o fluxo sanguíneo. Na prática, os cortes horizontais do Le Fort I serão posicionados a pelo menos 5mm dos apices dos caninos maxilares para minimizar o comprometimento vascular. Deixando um punho gengival largo de mais de 1 cm no desenho da nossa incisão de acesso também mantém o máximo fornecimento de sangue possível para os segmentos dentoalveolares. [155]

C. Transfusão de sangue

A osteotomia maxilar segmentar não irá aumentar a perda de sangue e a necessidade de transfusão, e isto é apoiado por muitos estudos. Na nossa prática actual, a transfusão de sangue só é utilizada em doentes com evidência de anemia sintomática, geralmente com Hb inferior a 8 g/L. [156-157]

D. Comunicação oronasal ou formação de fístulas

Os pacientes que desenvolvem comunicação oronasal ou fístula devem-se principalmente à osteotomia palatal em U e à osteotomia em Y. Os pacientes que estão a ter fístula oronasal persistente necessitarão de expansão maxilar transversal e cortes de osteotomia em forma de Y. O corte em Y está próximo da linha média do palato duro onde o osso é espesso e o tecido mole palatino é fino e firmemente ligado ao osso, enquanto os cortes em U estão localizados mais longe da linha média onde o osso é mais fino e o tecido mole mais espesso. Isto reduz o risco de perfuração palatal.

particularmente na expansão transversal maxilar. A osteotomia em U também permite a depressão do segmento palatino médio, o que reduz a tensão sobre a mucosa palatina.

E. Segmentação desfavorável

A segmentalização desfavorável ocorre quando os cortes ósseos interdentais são incompletos, o que provocará uma propagação imprevisível da osteotomia quando se tenta separar os segmentos. Isto pode ser evitado, assegurando que os cortes ósseos estejam completos.

F. Complicações associadas à separação pterigomxilar

Anatomicamente, as fibras parassimpáticas pré-ganglionares para a glândula lacrimal viajam inicialmente com o nervo facial deixando no gânglio geniculado para alcançar o gânglio esfenopalatino através dos nervos petrosais e vidianos superficiais maiores. O nervo petrosal superficial maior passa através do hiato do canal facial para entrar na fossa craniana média correndo para a frente abaixo da dura-máter, numa ranhura na superfície anterior da porção petrosalar do osso temporal. Atravessa então o forame lacerum onde é unido pelo nervo petrosal profundo para formar o nervo vidiano. O nervo petrosal profundo é um ramo simpático que surge do plexo carotídeo. O nervo vidiano passa para a frente através do pterigóides ou canal vidiano para entrar na fossa pterigopalatina. As fibras pós-ganglionares unem-se ao nervo maxilar e atingem a glândula lacrimal através das anastomoses zigomático-temporais com o nervo lacrimal. Qualquer dano nos nervos petrosais e vidianos superficiais maiores, gânglio esfenopalatino ou nervo maxilar durante a sua trajectória para a órbita através da fissura orbital inferior pode assim prejudicar a função da glândula lacrimal, provocando uma redução da secreção lacrimal reflexa. [158]

A disjunção pterigomaxilar envolve a separação entre a tuberosidade maxilar, o processo piramidal do osso palatino, e as placas pterigóides do osso esfenóide. A complexidade das suturas entre estes três ossos aumenta com a idade e, nos adultos, a região caracteriza-se por superfícies ósseas fortemente interdigitadas. Estas só podem ser facilmente desarticuladas durante a infância. Em adolescentes e adultos, as tentativas de transitar a junção pterigomaxilar produzem frequentemente fracturas das placas pterigóides. [159]

Uma literatura abrangente analisou e revelou alguns relatos de pacientes sobre complicações oftálmicas e neurológicas associadas à osteotomia de Le Fort I e que as complicações são olho seco, trombose carotídea interna, hemorragia da artéria carótida interna, Fístula arteriovenosa traumática envolvendo a carótida interna direita e veia jugular interna, Paralisia do sexto nervo, Fístula do seio cavernoso carotídeo, Paralisia do terceiro nervo, Mydriasis e paresia de acomodação, Cegueira, Hemorragia orbital com proptose, aumento da pressão intra-ocular, Cegueira Bilateral do olho seco. Anestesia da córnea esquerda, Hipoestesia ipsilateral, Secura dos turbinados, Fístula do seio cavernoso carótido. Aneurisma intra e extra-caverno da artéria carótida, fractura cominutiva da parede orbital póstero-medial e pterigóides esquerdos, fragmentos ósseos na fenda orbital superior, fractura linear ao longo da parede lateral do seio esfenoidal, estendendo-se para cima e incluindo o processo clinoide anterior, epífora, danos nos vasos da fossa pterigopalatina. [160]

Globalmente, as complicações podem ser agrupadas em quatro categorias: (a) perda da função da glândula lacrimal, (b) paralisia do nervo craniano, (c) danos na artéria carótida interna, e (d) perda de visão. Também foram relatados danos na função da glândula lacrimal.

Uma recuperação completa da secreção lacrimal ocorreu lentamente após a cirurgia (8-24 meses) sem quaisquer consequências graves. a hemorragia orbital pode ser controlada com descompressão (cantholysis e drenagem), ou por oclusão por balão. [161]

2. Complicações pós-operatórias

A. Hemorragia Pós-Operatória Associada a Le Fort I Osteotomias e o seu tratamento

A hemorragia após Le Fort I Osteotomias toma principalmente a forma de epistaxe, que pode ser anterior e/ou posterior na natureza. Os pacientes devem ser informados da possibilidade de hemorragia pós-operatória antes da alta do hospital, e aqueles que foram colocados em fixação maxilomandibular devem ser instruídos sobre o uso de cortadores de arame.

A rápida libertação da fixação maxilomandibular permite a eliminação de coágulos intra-orais, nasais e faríngeos que podem ser essenciais para manter uma via aérea patenteada e evitar a aspiração. Os pacientes devem ser advertidos para evitar actividade física pesada, quer através de trabalho ou exercício, durante o primeiro mês de pós-operatório.[162]

Os pacientes também devem evitar aumentar a sua pressão arterial através de uma manobra de Valsalva, como por exemplo, fazer esforço ao passar por um banco. Os amaciadores de fezes devem ser utilizados para pacientes de cirurgia ortognática que estejam constipados quer da dieta de baixa mistura de fibras quer dos narcóticos prescritos para analgesia pós-operatória.

A hemorragia pós-operatória inicial geralmente cessa espontaneamente, permitindo que o paciente seja transportado para o hospital para tratamento definitivo. Se a fixação maxilomandibular não tiver sido libertada até ao momento em que o paciente é visto no departamento de emergência, deve ser feita imediatamente se houver suspeita de hemorragia arterial. Se ocorrer uma hemorragia activa rápida quando o doente for visto pela primeira vez, os cateteres de Foley grandes devem ser colocados bilateralmente para servirem como bolsas nasais posteriores temporárias. Os cateteres comerciais também estão disponíveis com balões que podem ser insuflados para fornecer as bolsas nasais anterior e posterior. Pode ser aconselhável consultar um otorrinolaringologista nesta fase para ajudar na colocação das bolsas nasais ideais e para ajudar na gestão posterior do doente. Uma traqueostomia deve ser considerada se a via aérea for sentida como estando em perigo em qualquer fase durante o tratamento subsequente do paciente.

O estado geral do paciente deve ser rapidamente avaliado, os sinais vitais devem ser monitorizados e os fluidos intravenosos devem ser iniciados conforme apropriado. O sangue deve ser enviado para um hemograma completo, e para tipagem e cruzamento. Os estudos de coagulação devem ser feitos se uma coagulopatia for sentida como tendo um possível significado etiológico.

A área nasal deve então ser examinada com uma boa fonte de luz, de preferência um farol de fibra óptica. O nariz deve ser suavemente aspirado com uma ponta de sucção Frazier, uma vez que esta irá frequentemente revelar o local de hemorragia e dar uma indicação se a hemorragia é arterial ou venosa.

Após a avaliação inicial, deve ser tomada uma decisão quanto à gestão posterior do paciente. Se a hemorragia for menor, pode ser suficiente simplesmente colocar o paciente em repouso, sedação ligeira, e observação. Se a hemorragia não parar, ou for de natureza recorrente, será necessária uma terapia mais definitiva.

Uma hemorragia mais vigorosa exigirá pelo menos uma embalagem nasal anterior e normalmente também posterior durante 3 a 5 dias. Hemorragia venosa e mesmo hemorragia arterial responderão frequentemente a este regime. Os pacientes com embalagem nasal são colocados no descanso de cama e normalmente requerem oxigénio suplementar por máscara devido a possíveis problemas sistémicos como hipoxia ou hipercapneia. A embalagem nasal também pode levar a problemas locais, tais como escoriação da mucosa nasal, necrose, ou infecção. [163]

Se a hemorragia não responder à embalagem nasal anterior e posterior, poder-se-ia considerar primeiro a reexploração do local operatório ou a angiografia e subsequente embolização. Se a hemorragia pós-operatória ocorrer no início da fase pós-operatória, poderá ser mais apropriado reexplorar o local cirúrgico. A angiografia e a embolização podem ser preferíveis à reoperação mesmo nesta fase, contudo, se é provável que haja distorção grosseira e deslocamento de tecidos secundários ao edema pós-operatório e formação de hematoma, ou se há problemas com uma diátese hemorrágica após repetidas transfusões de sangue. [163]

Se a hemorragia ocorrer mais tarde no curso pós-operatório, especialmente se for recorrente na natureza ou se tiverem sido utilizados enxertos ósseos e fixação interna rígida e se a reoperação perturbar o processo de cura, a angiografia e a subsequente embolização podem ser a melhor escolha. Em alguns casos, isto pode significar que o paciente tem de ser transferido para um centro com um neurorradiologista experiente treinado nesta técnica.

Se o paciente estiver a sangrar activamente, a angiografia não só ajuda a localizar o local da hemorragia, mas também pode determinar se a árvore arterial contralateral está a contribuir para o problema. [164] Os angiogramas também excluirão se uma ruptura do pseudoaneurisma da artéria maxilar ou de um dos seus ramos terminais, especialmente a artéria esfenopalatina, pode ser a causa do problema. [165]

Na reoperação, dependendo dos resultados da angiografia ou da exploração cirúrgica, podem ser aplicados clips vasculares a vasos suspeitos ou podem ser electrocoagulados. Contudo, mesmo com a maxila fracturada, pode ser extremamente difícil, nesta área relativamente inacessível, encontrar todos os ramos da artéria maxilar ou as suas colaterais que possam perpetuar a hemorragia pós-operatória. Devido ao enorme volume da hemorragia, pode ser difícil obter uma visão perfeita da área para determinar o recipiente específico responsável pela hemorragia. Se se optar por tentar ligar os ramos terminais da artéria maxilar, a relação de um vaso com outro pode tornar-se confusa. Um ramo pode facilmente ser ignorado ou, se ocorrer uma bifurcação anormal, tal como uma divisão precoce da artéria esfenopalatina, um vaso importante pode não ser ligado. [166-167]

A ligação arterial pode, portanto, ocasionalmente falhar mesmo quando os vasos suspeitos tenham sido presumivelmente bem identificados e adequadamente ligados. Se não for possível isolar e cortar a fonte específica de hemorragia, especialmente se for da região pterigornaxilar, então esta área pode ser preenchida com um agente hemostático reabsorvível tópico tal como Surgicel ou uma esponja de colagénio tal como Instat (Johnson & Johnson, New Brunswick, NJ) ou Helistat (Marion Laboratories, Kansas City, MO). Pode ser útil, por vezes, colocar Tissel (lmmuno Canada, Toronto, Ontário, Canadá), um selante de fibrina, na esponja de colagénio.

A embalagem do antro maxilar também tem sido ocasionalmente utilizada para controlar a hemorragia extensa e persistente das paredes antrais posteriores após as osteotomias maxilares. Uma embalagem de gaze de fita impregnada com verniz de Whitehead ou iodofórmio a 5% em vaselina pode ser deixada no local durante 7 a 10 dias e depois removida.

Tem sido utilizada uma abordagem transantral para o controlo da epistaxe, e a identificação da artéria maxilar e dos seus ramos terminais, as artérias nasais posteriores, esfenopalatinas e palatinas descendentes, é geralmente possível através desta abordagem. [167-168] Estes três ramos da artéria maxilar devem ser isolados e colocados clips arteriais se se pretende minimizar o fluxo directo, retrógrado e anastomótico para o nariz. As anastomoses ocorrem, no entanto, entre ramos das artérias carótidas externas e internas que podem perpetuar a hemorragia nasal apesar da ligação da artéria maxilar. Embora a ligadura transantral da artéria maxilar e dos seus ramos pareça ser um tratamento útil para a epistaxe, é uma abordagem impraticável para casos de hemorragia após osteotomias maxilares porque é difícil localizar a artéria maxilar e os seus ramos devido a um antro cheio de sangue e anatomia alterada.

Complicações relatadas da ligação transantral da artéria maxilar incluem cegueira e oftalmoplegia. [169] A fossa pterigopalatina está cheia de tecido fibroadiposo solto e há livre comunicação entre este espaço e a órbita através da ranhura infraorbital e do forame. Acima da fissura orbital inferior está a fissura orbital superior, e o forame óptico é ainda mais superior e medial. [170]

O edema pós-operatório após a ligação transantral pode transmitir pressão à fissura orbital superior através da fissura orbital inferior, levando à síndrome da fissura orbital superior e à oftalmoplegia. A cegueira com oftalmoplegia total ocorre como resultado da síndrome do ápice orbital onde tanto a fissura orbital superior como o conteúdo do canal óptico são afectados, a primeira por edema e a segunda por hematoma em expansão. [170]

A angiografia com embolização dos ramos distais da artéria maxilar provou ser uma técnica útil na gestão da hemorragia após trauma maxilo-facial e cirurgia ortognática. A angiografia é muito útil na delineação de anatomia anormal, como vasos anómalos, falsos aneurismas, ou malformações arteriovenosas, bem como no desenvolvimento de fluxo sanguíneo colateral para a área nasal a partir de outras fontes. É pouco provável que esta informação seja determinada apenas pela reexploração cirúrgica. [163-165]

A angiografia é útil na localização do local da hemorragia apenas quando o paciente está a sangrar activamente, mas a embolização pode ser realizada mesmo quando a hemorragia não está a ocorrer. Se o ponto de hemorragia for visualizado angiograficamente, a oclusão selectiva do vaso de abastecimento pode ser tudo o que é necessário, mas quando o local de hemorragia real não é visível, é necessária uma embolização mais extensa. Um cateter é passado sob controlo fluoroscópico da artéria femoral para o arco aromático, para a carótida comum, para a carótida externa, e depois selectivamente para a artéria maxilar e as artérias temporais superficiais. São então obtidos angiogramas em série. [171-172]

Os autores135 também especularam que o corante poderia ter sido desviado para vestígios colaterais e assim não ter atingido os pontos de hemorragia em concentração suficiente. A incapacidade de localizar os pontos de hemorragia também ocorre sempre que a opacificação não excede os limites inferiores de resolução de contraste do sistema de imagem aplicado. Alguns autores sugerem também que a angiografia digital de subtracção pode ser capaz de detectar mais hemorragias menores porque supera as técnicas convencionais de película para objectos de baixo contraste e, assim, permite detectar quantidades menores de meio de contraste extravasado. A sua facilidade de subtracção instantânea também elimina as dificuldades de localização de um ponto de hemorragia devido à sobreposição dos ossos faciais. A eficiência da imagem da angiografia de subtracção digital em comparação com a angiografia convencional também resulta num tempo de exame mais curto e numa avaliação mais rápida das anatomoses, refluxo, e do efeito da embolia injectada.

A embolização é feita com pequenos pedaços de Gelfoam que são suavemente entregues através do cateter na artéria maxilar e nos seus ramos terminais. Se ocorrer uma hemorragia activa durante a embolização, haverá um fluxo preferencial de Gelfoam para a área traumatizada devido à diminuição mais rápida da pressão sanguínea no local da hemorragia. As partículas de pequeno tamanho são utilizadas para lhes permitir exercer o seu efeito o mais distalmente possível, de modo a que a hemorragia persistente dos canais colaterais que se abrem após a embolização seja menos provável. O procedimento é considerado completo quando o bloqueio do fluxo para os ramos distais da artéria maxilar é observado no exame fluoroscópico.

Se a hemorragia continuar depois de todos os ramos da artéria maxilar terem sido ocluídos por embolização, então deve suspeitar-se da perpetuação da hemorragia a partir de potenciais vias colaterais das artérias faciais e etmóides, ou anastomoses de ramos da artéria maxilar a partir do outro lado. [163]

A maior precaução com esta técnica é evitar o refluxo de êmbolos pela artéria carótida externa, uma vez que a entrada de êmbolos no sistema carotídeo interno poderia levar à embolização cerebral e ao AVC. Outros efeitos secundários dos procedimentos de embolização na região facial são dormência local transitória, dor facial, febre, e edema. [163,171]

Alguns autores134 sentiram que as complicações locais eram mais susceptíveis de se desenvolverem quando uma embolização mais extensa era realizada devido à tortuosidade dos vasos da artéria carótida externa, o que torna impossível a cateterização supra-selectiva. A ligação da artéria carótida externa também tem sido utilizada com sucesso para controlar a hemorragia pós-operatória após as osteotomias de Le Fort I. Se a ligação unilateral não for bem sucedida na paragem da hemorragia, o procedimento pode ser feito bilateralmente. A utilização deste procedimento para o controlo da epistaxe tem sido criticada porque a ligadura da artéria maxilar está mais de acordo com o princípio cirúrgico de controlar a origem da hemorragia o mais próximo possível do ponto de hemorragia, o fornecimento arterial colateral à artéria maxilar distal até ao ponto de ligadura da artéria carótida externa, ou através da linha média, pode permitir que a hemorragia continue mesmo após o procedimento de ligadura. Se a ligadura da artéria carótida externa não conseguir controlar a hemorragia, será provavelmente impossível realizar angiografia e embolização subsequentes, a menos que a artéria carótida externa possa ser directamente perfurada para introduzir um cateter distal ao ponto de ligadura. [173]

Complicações vasculares importantes após cirurgia ortognática, pode notar-se que a hemorragia pós-operatória continua a ser uma complicação rara mas significativa após as osteotomias maxilares. A grande maioria dos pacientes sofreu o seu primeiro episódio de hemorragia nas primeiras 2 semanas após a cirurgia, mas o caso também relatou que, a primeira hemorragia só ocorreu 5 semanas após a cirurgia. A maioria dos casos eram recorrentes por natureza, e muitas vezes não respondiam ao primeiro tratamento utilizado. Modalidades de tratamento bem sucedidas utilizadas para parar a hemorragia, que todos nós fomos mencionados acima. Os métodos utilizados para parar a hemorragia, contudo, podiam possivelmente diminuir o fornecimento de sangue à maxila e contribuir para o desenvolvimento de necrose asséptica posterior, particularmente em casos de osteotomias multisegmentais Le Fort I. [174]

B. Complicação séptica

Os pacientes também podem sofrer complicações sépticas após a osteotomia de Le Fort 1. Pode desenvolver-se um abcesso que tem de ser incisado e drenado externamente, resultando numa rápida recuperação. A sinusite maxilar também pode ocorrer após a cirurgia e que pode ser facilmente controlada através de medicamentos. A osteomielite após a osteotomia de Le Fort 1 é uma complicação rara.

A aplicação profiláctica pré-operatória de antibióticos de dose única para evitar complicações sépticas, tal como aplicada neste estudo, foi recomendada anteriormente em vários. [175-176]

C. Complicação Anatómica

Um desvio do septo nasal pode ocorrer após a osteotomia de Le Fort1. O desvio é causado por uma redução insuficiente do septo nasal antes da vertical da maxila. Apesar da osteossíntese suficiente, também pode ocorrer uma não união do intervalo da osteotomia, resultando numa mobilidade prolongada da maxila. A malposição da maxila também é observada após a cirurgia.

D. Complicação Mecânica

Uma fixação insuficiente do material de osteossíntese na maxila também pode ocorrer, resultando numa não união do intervalo da osteotomia.

E. Complicação Periodontal

As complicações periodontais podem surgir a partir dos problemas periodontais pré-existentes. Segundo a literatura, não existem muitos problemas periodontais após a osteotomia de Le Fort1, quando o paciente mantém uma boa higiene oral. Estudos sustentam que uma boa preparação ortodôntica pré-cirúrgica é vital para minimizar os danos periodontais e dentários. [177]

F. Cura de Bony

Há uma baixa taxa de incidência notada pela união atrasada ou fibrosa dos segmentos maxilares a vários factores, incluindo a manutenção de um bom pedículo vascular e a utilização de enxertos ósseos quando necessário. A estabilidade adicional dos segmentos maxilares após a fixação com miniplacas é proporcionada pela utilização de placas de curativos palatinos e, sempre que possível, a colocação de um novo fio de arco no final do procedimento. A fixação ou imobilização tridimensional pode, portanto, ser conseguida utilizando miniplacas de forma superior no aspecto ósseo, uma placa de curativo no aspecto palatino, e um novo fio de arco (ou bolacha cirúrgica final com fio) para controlar o aspecto oclusal dos segmentos dentoalveolares.

G. Complicação Isquémica

retracções pós-operatórias da gengiva, uma necrose parcial da maxila, mobilização da maxila após segmentação transversal, deslocamento anterior da maxila, necrose asséptica subtotal do processo alveolar maxilar são a complicação isquémica que ocorre após a osteotomia de Le Fort1. Os pacientes que experimentam estas complicações isquémicas são na sua maioria submetidos a deslocamentos anteriores da maxila superiores a 9 mm ou a segmentações transversais da maxila ou que apresentam grandes irregularidades anatómicas.

H. RARAS COMPLICAÇÕES PÓS-OPERATIVAS

a. Hipoxia cerebral pós operatória

Durante a era inicial da fixação pós-operatória do fio mandibulomaxilar, foi observada hipoxia cerebral em alguns pacientes após a osteotomia electiva de LeFort I. Segundo a literatura, mencionaram alguns casos e concluíram que, alguns pacientes vomitaram durante a primeira noite pós-operatória e sufocaram devido à fixação mandíbulo-maxilar. Embora a fixação tenha sido aberta rapidamente e tenham sido prestados cuidados intensivos imediatos, uma hipoxia cerebral não pôde ser evitada, resultando em ligeiras lesões cerebrais persistentes.

b. Epistaxe maciça devido ao pseudoaneurisma da artéria esfenopalatina

A osteotomia de Le Fort I envolve a separação da maxila e do palato do crânio acima das raízes dos dentes superiores. [180] A operação é frequentemente realizada com osteotomia de divisão sagital mandibular para a correcção da deformidade dentofacial. O posicionamento e manipulação do osteótomo são normalmente utilizados em procedimentos para mobilizar e reposicionar a mandíbula e a maxila. A proximidade do osteótomo da artéria maxilar interna e dos ramos pode aumentar o potencial de lesão nesta junção. [180] Contudo, a formação de pseudo aneurisma a partir da artéria esfenopalatina é extremamente rara, porque o seu calibre diminuto e a sua descatificação na face média provaram proteger de lesões contundentes e superficialmente penetrantes. [181]

O pseudoaneurisma arterial pode ocorrer como resultado de um trauma brusco ou, mais comumente, agudo na parede do vaso. [182] Um pseudoaneurisma é uma dilatação anormal de uma artéria resultante de uma ruptura incompleta da parede arterial, que leva a uma lesão em expansão entre a artéria danificada e os tecidos circundantes. Após a ruptura da parede arterial, a hemorragia ocorre no vaso parcialmente transitado para os tecidos adjacentes até que a pressão do hematoma formado contrabalance a pressão arterial, que comprime o defeito e estabiliza a hemorragia. [183]

A raridade de um pseudoaneurisma na artéria carótida externa deve-se ao pequeno tamanho dos ramos da artéria carótida externa, o que torna o corte transversal completo mais provável do que a laceração parcial. Além disso, os ramos de maior calibre são protegidos por tecido mais espesso. [184] A maioria dos casos de pseudo-aneurisma da artéria carótida externa tem aparecido na artéria temporal superficial e na artéria facial. Estes ramos são mais vulneráveis devido ao seu grande diâmetro de vaso, longo curso e posição relativamente superficial. [181,185]

Muitos casos na literatura mostraram que a epistaxe aguda e massiva com risco de vida é devida a um pseudoaneurisma da artéria esfenopalatina após cirurgia ortognática, que foi tratada com sucesso por embolização endovascular.

O diagnóstico de um pseudo-aneurisma é frequentemente clínico, e isto é depois confirmado por estudos radiológicos. Embora os achados clínicos de uma massa pulsátil com dor e uma emoção audível sejam altamente diagnósticos, estes achados comuns não são encontrados num pseudoaneurisma da artéria esfenopalatina, devido à localização profunda da artéria. A única apresentação pode ser uma hemorragia orofaríngea ligeira a grave e epistaxe. A tomografia computorizada é recomendada como instrumento de diagnóstico devido à sua capacidade de revelar detalhes anatómicos de lesões vasculares com alta definição. No entanto, a TC pode não permitir a visualização directa de um pseudoaneurisma da artéria esfenopalatina, especialmente se for pequena ou obscurecida por um hematoma ou hemorragia oronasal. A angiografia (uma técnica radiológica) pode revelar as vias de alimentação de uma lesão e permitir a localização do local exacto da hemorragia, permitindo assim um tratamento preciso. Portanto, a angiografia é o exame diagnóstico de escolha ao investigar a principal causa de hemorragia após uma osteotomia de Le Fort I. [186]

Atraso da epistaxe com risco de vida devido ao pseudoaneurisma da artéria esfenopalatina é uma complicação rara após a osteotomia de Le Fort I. Contudo, os otorrinolaringologistas e cirurgião maxilo-facial devem estar cientes desta potencial complicação e das opções de tratamento.

A maioria dos aneurismas da face podem ser tratados com ligadura vascular ou reparação directa. No entanto, as abordagens cirúrgicas a um pseudoaneurisma da artéria esfenopalatina podem ser difíceis devido à localização profunda, especialmente em epistaxes maciças com risco de vida. A embolização angiográfica demonstrou ser segura e eficaz para o tratamento da hemorragia da cabeça e pescoço. A utilização de técnicas e materiais mais recentes na angioembolização melhorou ainda mais as taxas de sucesso e reduziu a morbilidade associada à exploração cirúrgica. Dos numerosos materiais de embolização, o Nbutyl- 2-cianoacrilato tem as vantagens de uma boa penetração e dispersão livre em comparação com outros materiais de embolização, e proporciona uma rápida e permanente indução de trombose e oclusão do pseudoaneurisma. [186]

c. Atelectasia e pneumotórax bilateral após cirurgia ortognática bimaxilar

O diagnóstico diferencial de hipoxemia pós-operatória pode ser dividido em hipoxemia precoce (primeiras 1-2 horas) e hipoxemia tardia (12-24 horas de pós-operatório). A hipoxemia precoce é mais comummente causada por obstrução das vias aéreas superiores, depressão respiratória induzida por drogas, ou atelectasia. [187] Atelectasia é uma perda de volume pulmonar com redução da inflação de um segmento ou lóbulo. A causa mais comum é a obstrução brônquica. A atelectasia pós-operatória é frequentemente benigna e facilmente reversível após ventilação com oxigénio suplementar. Pode, contudo, levar a uma diminuição da troca de oxigénio, resultando em hipoxemia. [188]

Quando o ar está presente no espaço pleural, é chamado de pneumotórax. [189] Os dois principais mecanismos pelos quais se pode desenvolver um pneumotórax secundário são:
1. Ruptura traumática do tórax ou da fáscia cervical.
2. Ruptura alveolar devido ao aumento da pressão intra-alveolar (trauma de pressão ou volutrauma). [190-191]

Quando a ventilação é realizada ou quando o paciente se engasga ou tosse na presença de uma obstrução brônquica, a pressão alveolar pode aumentar, o que pode resultar na ruptura dos alvéolos. [191] Quando o paciente aspira sangue e secreções, causando uma obstrução brônquica. A obstrução brônquica muito provavelmente causou a atelectasia. Para tratar esta atelectasia, o paciente deve ser ventilado manualmente. Isto, por sua vez, poderia ter levado a um aprisionamento de ar, causando o pneumotórax (volutrauma). Também é possível que, durante a ventilação, o ar dissecado através do planos de dissecção, à fáscia cervical, ao mediastino e, eventualmente, ao espaço pleural. A presença de enfisema do pescoço, axila direita e mediastino superior suporta esta última suposição. [192-193]

Outra possibilidade é que um trauma traqueal tenha causado o pneumotórax. Apesar de uma broncoscopia normal, isto não podia ser excluído. Poder-se-ia questionar se era necessário reintubar o paciente. Isto poderia ter causado o pneumotórax esquerdo, especialmente porque foi aplicada uma pressão de pico elevada.

Notavelmente, a maioria dos casos com pneumotórax, pneumomediastino, e atelectasia após cirurgia ortognática encontrados na literatura ocorreram mais de 12 horas após a cirurgia. A causa mais comum parece ter sido o vulutrauma. Houve um outro caso em que um pneumotórax ocorreu dentro de 12 horas após a cirurgia. Nesse relatório, o pneumotórax foi provavelmente causado pela pressão positiva contínua das vias aéreas (CPAP). [193]

A gestão padrão da atelectasia consiste na espirometria e fisioterapia torácica. No entanto, após cirurgia maxilo-facial, este tratamento é difícil e tem uma eficácia prejudicada. Se a saturação for inferior a 90%, deve ser administrado oxigénio suplementar. A pressão positiva contínua das vias aéreas (CPAP) deve ser evitada devido ao risco de enfisema subcutâneo, pneumomediastino, e pneumotórax. Se nenhuma melhoria clínica tiver ocorrido no prazo de 24 horas, a broncoscopia é indicada para visualizar uma obstrução. [188]

Como tratamento padrão para um pneumotórax agudo, utiliza-se a drenagem intercostal do tubo. Alternativamente, a aspiração pode ser realizada, mas isto está associado a taxas de sucesso precoces inferiores, embora com uma estadia hospitalar geralmente mais curta. As taxas de recidiva não diferem entre estas opções. [194]

Apesar de estas graves complicações após a cirurgia ortognática serem extremamente raras, algumas sugestões sobre a gestão do risco devem ser consideradas. Estas estão resumidas abaixo:

Sugestões sobre gestão de risco:

1. Avaliar a saúde pré-operatória e certificar-se de que nenhuma infecção pulmonar está presente no momento da cirurgia.
2. Minimizar o trauma intra-operatório para evitar hemorragias excessivas e grandes planos de dissecção intra-oral
3. Limitar o tempo de operação para evitar atelectasias
4. Certifique-se de que as secreções e o sangue são devidamente removidos
5. Se possível, o FMI não deve ser realizado até o paciente respirar profundamente, tossir ou engolir OU certificar-se de que o FMI pode ser cortado rapidamente, se necessário
6. Verificação de epistaxe após entubação nasal
7. Em caso de sinais de disfagia, estar atento à aspiração e monitorizar a saturação frequentemente Tente evitar o CPAP

CAPÍTULO 5
COMPLICAÇÕES ASSOCIADAS À OSTEOTOMIA SAGITAL SAGITAL DO RAMO MANDIBULAR

INTRODUÇÃO

A cirurgia ortognática envolve a correcção cirúrgica dos componentes do esqueleto facial para restaurar a relação anatómica e funcional adequada em pacientes com anomalias esqueléticas dentofaciais. Um componente importante da cirurgia ortognática é a osteotomia bilateral de divisão sagital (BSSO), que é a cirurgia do maxilar mais comummente realizada, com ou sem cirurgia do maxilar superior. As indicações para uma divisão sagital bilateral incluem o excesso horizontal da mandíbula, deficiência e/ou assimetria. É o procedimento mais frequentemente realizado para o avanço mandibular e também pode ser utilizado para um retrocesso mandibular de pequena a moderada magnitude. Mais de 7 a 8 mm de reposicionamento posterior da mandíbula com um BSSO pode ser difícil, e deve ser considerada uma osteotomia em "L" invertido ou uma osteotomia intra-oral vertical do ramo (IVRO). [195] Os casos de assimetria requerem um cuidadoso trabalho e planeamento, mas podem ser facilmente tratados com um BSSO. Casos que requerem grandes avanços, pacientes com tecidos moles pobres, e mandíbulas esqueléticas imaturas são melhor abordados com osteogénese de distração mandibular. [196] A osteotomia bilateral sagital dividida é um procedimento cirúrgico indispensável para a correcção de deformidades mandibulares. A realização da correcção destas deformidades requer um conhecimento profundo das indicações, técnica e complicações da osteotomia sagital fendida. A história da cirurgia ortognática da mandíbula começou com Hullihen em 1846, que efectuou uma osteotomia do corpo mandibular para a correcção do prognatismo. [197] Houve pouca mais inovação até à de Blair no início do século XIX, que realizou uma osteotomia horizontal do ramo. [198] Nas décadas de 1920 e 1930, Limberg, Wassmund, e Kazanjian introduziram mais modificações nas abordagens externas às osteotomias do rami. Todos estes tiveram dificuldades com recaídas. A descrição mais antiga do que se tornaria a moderna BSSO e a primeira abordagem intraoral de uma osteotomia ramal foi descrita na literatura alemã por Schuchardt em 1942.[199] Em 1954, Caldwell e Letterman descreveram uma técnica de osteotomia vertical do ramo, que demonstrou preservar o feixe neurovascular alveolar inferior. [200] O foco de inovação na cirurgia mandibular migrou então para a Europa, onde Trauner e Obwegeser, em 1957, descreveram o que se tornaria o BSSO actual. [201] Em 1961, Dal Pont modificou o corte horizontal inferior para um corte vertical osteotomia no córtex vestibular entre o primeiro e o segundo molares, que permitiu maiores superfícies de contacto e exigiu um deslocamento muscular mínimo. [202]

TECHNIQUE

Existem vários determinantes da modificação óptima para BSSO num paciente individual, incluindo a posição do forame mandibular (lingual), curso do nervo alveolar inferior na mandíbula, presença dos terceiros molares mandibulares, e direcção e magnitude planeada do movimento do segmento distal. Embora tenha sido demonstrado que o aumento do contacto osso a osso, como na localização da osteotomia lateral de Dal Pont, deveria teoricamente aumentar a estabilidade biomecânica, em geral, contudo, a localização do corte da osteotomia lateral para BSSO varia de acordo com a preferência e treino do cirurgião, e não se chegou a nenhum consenso quanto à localização ideal na perspectiva da biomecânica. [203] Embora a biomecânica seja apenas um dos factores que determinam a técnica de osteotomia a ser utilizada, é importante para o cirurgião considerar a presença de deformidades maxilares, e as suas subsequentes forças anormais, enquanto planeia a estratégia de tratamento.

O paciente é colocado em posição supina na mesa operatória com intubação nasotraqueal geral e é preparado e drapeado para um procedimento intra-oral, com a face e pescoço inteiros dentro da cinquentenária. São administrados blocos nervosos alveolares inferiores bilaterais com um anestésico local de acção curta e vasoconstritor, que podem ser complementados por um anestésico de acção longa no final do procedimento. Estes blocos são infifiltrados na submucosa anteriormente no vestíbulo vestibular e ao longo do ramo ascendente. Os marcos intra-orais são identificados para a incisão intra-oral, incluindo a borda anterior do ramo e a crista oblíqua externa. Um bloco de mordida é colocado no lado contralateral, e um retractor de Minnesota é colocado lateralmente à crista oblíqua externa, para expor a mucosa que cobre a borda anterior do ramo. Um ponto é identificado a pouco acima da metade da borda anterior do ramo, e a mucosa é incisada com electrocauterização continuando inferior, lateralmente à cumeeira oblíqua externa, até ao segundo molar, onde a

A incisão continua mais lateralmente no vestíbulo até ao primeiro molar distal. Um punho de tecido deve ser preservado medial à incisão para facilitar o fecho. A incisão é continuada através de submucosa, muscular, e periósteo com electrocauterização.

Com um elevador periosteal, o periósteo é elevado, expondo a crista oblíqua externa até ao entalhe coronoide. Um elevador periosteal é utilizado para dissecar todo o tecido ao longo da superfície bucal do ramo e do corpo mandibular proximal. A dissecação é levada até à borda inferior do corpo mandibular e à borda posterior do ramo. Um decapante J é então inserido ao longo da borda inferior da mandíbula e todos os anexos são libertados. Um retractor em V é então colocado ao longo da crista oblíqua externa e todos os acessórios do ramo anterior são libertados o mais superior possível sobre o coronoide. Uma pinça Kocher com uma corrente é então colocada sobre o processo coronoide e fixada ao cortinado cirúrgico. A dissecção subperiosteal continua ao longo da crista oblíqua interna inferior ao nível do plano oclusal para permitir a visualização do aspecto medial do ramo. Começando superiormente, um elevador rombo é passado posterior e inferior até apenas superior e posterior à língula.

Uma vez terminada toda a dissecação dos tecidos moles, a atenção pode ser voltada para as osteotomias. Um pequeno elevador é colocado ao longo do aspecto medial do ramo e é utilizado para retrair e proteger o pedículo. A língula está tipicamente localizada 1 cm acima do plano oclusal e entre um meio a dois terços da distância de anterior a posterior no ramo.

Uma vez o pedículo adequadamente protegido, um retractor de canal é inserido para proporcionar uma retracção lateral, um Kocher é colocado para proporcionar uma retracção superior, e uma serra recíproca é colocada medial ao ramo ascendente, superior à língula e paralela ao plano oclusal. O corte é feito através do osso cortical e para o osso esponjoso, e depois a serra é virada e o corte continua anteriormente para baixo da crista oblíqua externa até ao nível do segundo molar. Dependendo da formação e preferência de cada cirurgião, este corte pode ser feito com a serra recíproca ou com uma broca de fissura. O corte final é então feito verticalmente ao longo do córtex vestibular ao nível do segundo molar até à borda inferior da mandíbula. É importante que este corte seja feito completamente através do osso cortical ao longo da borda inferior.

Todos os cortes são então verificados para garantir que estão completos através do córtex e até ao osso esponjoso. A osteotomia é então terminada com pequenos osteótomos curvos, tendo o cuidado de dirigir a curva vestibular e de proteger os tecidos moles com um retractor de canal. Os osteótomos progridem de anterior para posterior, completando o corte. É importante assegurar que cada um esteja completo até ao retractor de canal abaixo e que não sejam utilizadas forças de torção para evitar uma má divisão.

Como a fenda se abre, verificar a posição do nervo alveolar inferior, se estiver pendurado no segmento lateral ou proximal, utilizar um elevador rombo para o libertar suavemente. Uma vez concluída a osteotomia, verificar se cada segmento está livre do outro e se a cabeça do côndilo ainda está ligada ao segmento proximal.

Agora a mandíbula é colocada na sua posição desejada com a ajuda da tala pré-fabricada e qualquer osso interveniente é removido se for realizado um contratempo mandibular. Os dois segmentos são então fixados de acordo com a preferência do cirurgião com três parafusos bicorticais em cada lado ou com uma miniplaca com três orifícios em cada lado da osteotomia.

Durante a colocação da cinquixação é tido o cuidado de assegurar que o côndilo permanece dentro da fossa e que a borda inferior está bem alinhada. Uma vez fixados os segmentos, verificar a oclusão para garantir que esta é satisfatória. Se a oclusão desejada tiver sido alcançada, as incisões são fechadas com sutura absorvível após irrigação copiosa e hemostasia. Os elásticos-guia podem ser colocados intra-operatoriamente ou após a extubação.

COMPLICAÇÕES ASSOCIADAS À OSTEOTOMIA SAGITAL
SAGITAL DO RAMO MANDIBULAR

As complicações na Osteotomia Sagital Mandibular Splittal Ramus Osteotomy são classificadas como :

1. Complicações intra-operatórias
2. Complicações pós-operatórias

1. Complicações intra-operatórias

A. Complicações associadas à presença ou ausência de terceiros molares

Apesar de ser a osteotomia mandibular mais comum realizada actualmente, a SSO ainda é considerada por muitos como um procedimento tecnicamente difícil com várias potenciais complicações intra-operatórias. [204-207] A ocorrência de fracturas ou fissuras desfavoráveis nos segmentos proximais e distais da mandíbula durante a SSO tem sido relatada com uma incidência que varia entre 2% e 20%. Várias modificações da SSO têm sido propostas para evitar tais fracturas desfavoráveis. [204,208]

Tem sido relatado que uma menor incidência durante a SSO pode ser encontrada com a utilização de uma técnica SSO de "propagação" modificada em vez da tradicional técnica SSO de "macete e cinzel".

Na técnica SSO modificada, utilizou-se uma osteotomia de borda inferior com uma serra de borda inferior especialmente desenhada, seguida de uma esmerilação dos segmentos com instrumentos de espalhamento Smith e um espátula Smith de 3 pontas. [208] Nenhum cinzelamento ou malletagem foi normalmente realizado durante a execução da SSO, minimizando assim as hipóteses de fracturas desfavoráveis ou danos inadvertidos nos nervos durante a instrumentação.

Embora a presença de terceiros molares tenha sido identificada como um factor predisponente para fracturas desfavoráveis durante a SSO. [209-212] Os autores constataram que as fracturas desfavoráveis eram aproximadamente 3 vezes menos frequentes quando os terceiros molares afectados eram removidos na altura da SSO (0,94%) do que quando removidos pelo menos 6 meses antes da SSO (2,62%). Com base nas suas conclusões, sugeriram que a remoção dos terceiros molares pelo menos 6 meses antes da SSO não reduz a incidência de fracturas desfavoráveis e, na maioria dos casos, a remoção dos terceiros molares e da SSO pode ser realizada em segurança numa única operação. [206]

Alguns autores[213] recomendaram que os terceiros molares fossem removidos no momento da SSO para evitar 2 cirurgias separadas. Alguns autores também recomendaram que os terceiros molares fossem removidos no momento da o SSO mas, se o cirurgião preferir retirá-los antes do SSO, deve ser feito pelo menos 9 a 12 meses antes da cirurgia para permitir o osso de encaixe completo de cinquenta e a maturação.

O córtex vestibular da mandíbula é normalmente fino posterior ao segundo molar, enfraquecendo esta região, e isto pode contribuir para a fractura do segmento proximal. [214,215] A presença de terceiros molares pode afinar ainda mais esta região e enfraquecê-la. Na presença de terceiros molares, o córtex lingual do segmento distal é também normalmente muito fino, o que aumenta o risco de uma fractura vertical através da cavidade dentária. Quando os terceiros molares atingidos são removidos antes da cirurgia, a remoção agressiva do osso, particularmente lingual, pode predispor a mandíbula a uma fractura desfavorável durante a cirurgia, especialmente nos casos em que a mandíbula já é fina ou em que existem irregularidades anatómicas. [216,217] Uma fractura vertical através do encaixe do terceiro molar também pode ocorrer após uma fendilhação sem problemas da mandíbula, durante a remoção do terceiro molar impactado. A secção cirúrgica do dente impactado e a sua remoção em segmentos pode ajudar a evitar que isto ocorra.

B. Hemorragia

Na literatura, não há critérios uniformes que definam as complicações hemorrágicas. A incidência variou entre 0,39 e 38%. [219] Uma pequena hemorragia em procedimentos de divisão sagital pode geralmente ser facilmente controlada utilizando anestésicos locais contendo 1:100.000 adrenalina injectada antes da operação, electrocauterização ou compressão. Os vasos maiores nas proximidades da osteotomia incluem a artéria carótida interna, a veia retromandibular, a veia e artéria facial e os vasos associados com o nervo alveolar inferior. Perdas de sangue excessivas podem seguir-se a danos cirúrgicos de vasos maiores. Embora a perda excessiva de sangue seja um fenómeno relacionado principalmente com a cirurgia maxilar, a necessidade de transfusão de sangue em operações mandibulares é ocasionalmente necessária. Como a cirurgia ortognática é eletiva, a autotransfusão pré-operatória deve ser considerada. [220] De acordo com alguns investigadores, a maioria das complicações hemorrágicas está associada a lesões na veia retromandibular. [218]

C. Lesões do Nervo Alveolar Inferior

A lesão do nervo alveolar inferior manifestada por parestesia ou anestesia é uma das complicações mais frequentes da osteotomia sagital de ramus split. A taxa de trauma directo no nervo alveolar inferior situa-se entre 1,3 a 4%. A baixa taxa de transsecção directa do nervo alveolar inferior pode ser atribuída à clássica abordagem Obwegeser, porque confinar a osteotomia à região retromolar proporciona melhor protecção ao feixe neurovascular. [221]

D. Lesões do Nervo Facial

A lesão do nervo facial é certamente invulgar com o procedimento sagital ramus split, e apenas vários casos anteriores foram mencionados na literatura. A taxa de incidência de lesão do nervo facial na osteotomia sagital do ramo sagital é entre 0,43 a 1,35%. A paralisia do nervo facial tem sido relatada principalmente em conjunto com procedimentos de retrocesso. [185] O mecanismo suspeito é a compressão do nervo facial perto da base do crânio. Outras formas possíveis de trauma são o hematoma, ou trauma directo quer ao ramo marginal durante a osteotomia do queixo, quer ao tronco durante a divisão sagital. [222]

O valor da electromiografia (EMG) na determinação do prognóstico na lesão nervosa não deve ser negligenciado. Uma distinção entre uma lesão que causa desmielinização segmentar e uma que causa degeneração walleriana pode ser feita frequentemente no prazo de cinco dias após a lesão. [223] A desmielinização segmentar é um processo em que há degeneração focal da bainha de mielina, mas sem danos no axônio. A condução nervosa é bloqueada neste local, causando paralisia das fibras musculares envolvidas, mas se o nervo for estimulado distalmente à lesão, obtém-se uma resposta normal. O músculo inervado pelo nervo bloqueado permanece normal. Não são observados sinais de denervação na agulha EMG. A recuperação ocorre dentro de semanas, uma vez que a bainha de mielina é reformada.

Em contraste, a degeneração walleriana é um processo em que tanto o axónio como a mielina degeneram distalmente à lesão. Em cinco dias, a estimulação distal à lesão não produz qualquer resposta. As fibras musculares são desnervadas, como é melhor observado no EMG pela ocorrência de fibrilhas espontâneas anormais e ondas agudas positivas que se desenvolvem aproximadamente 10 a 25 dias.

após a denervação. Ocorrem devido à despolarização espontânea de fibras musculares únicas e são independentes da estimulação de unidades motoras adjacentes.

Se um músculo for completamente desnervado, o prognóstico de recuperação é pobre. A recuperação é lenta e raramente completa, e envolve a regeneração da fibra nervosa a uma taxa de um a dois milímetros por dia. No entanto, esta descoberta sugere que a exploração cirúrgica deve ser considerada para excluir a laceração do nervo. Se houver apenas uma denervação parcial, é bastante provável a germinação colateral de galhos de nervos de fibras nervosas não envolvidas para as fibras musculares denervadas, e pode ser adequada para a recuperação da função. A exploração não é indicada. Esta germinação colateral é assinalada no EMG como unidades motoras polifásicas de longa duração.

E. Má Ocorrência de Split Split Split Ramus Osteotomy

A ocorrência de uma má divisão durante a BSSO é bastante rara. A incidência encontrada na literatura varia de 1,7 a 9,1%. [219 As] más fendas podem afectar a placa cortical vestibular ou lingual da mandíbula ou o pescoço côndilo. Uma forma especial de uma má fenda é uma fractura isolada do processo coronoide enquanto o ramo permanece intacto. As fracturas simples da placa vestibular são mais comuns, seguidas da fractura coronoide, fractura do côndilo e fracturas da placa lingual.

A remoção padrão de terceiros molares não irrompidos em todos os pacientes é de 6 meses antes da SSO poder ser também um elemento que explica a baixa incidência de más divisões na nossa série. Alguns autores dizem que as fracturas desfavoráveis ocorrem geralmente em doentes jovens, adolescentes, quando os terceiros molares estão presentes durante a SSO. [224] No entanto, este é um elemento de controvérsia, onde alguns autores favorecem a remoção de terceiros molares pelo menos 6 meses antes da SSO [224,225] e outros não. [226,227]

Todas as más fendas poderiam ser facilmente reparadas por medidas adicionais de osteossíntese resultando numa fixação esquelética rígida suficiente, não necessitando de fixação intermaxilar pós-operatória.

F. Sobrecarga mecânica

A osteossíntese em miniplaca por si só acarreta o risco de deformações inadequadas de flexão ou mesmo de provocar a fractura da placa. Os sinais clínicos foram o rápido desenvolvimento de uma mordida aberta e de uma recaída maciça. Radiologicamente, a dobragem de uma ou ambas as placas pode ser reconhecida no cefalograma lateral. Como consequência de falha mecânica da placa, todos os pacientes recebem agora um parafuso de posicionamento bicortical para além da miniplaca, evitando assim qualquer outra dobragem da placa.

G. Corpos Estrangeiros

Os corpos estranhos deixados para trás nunca levam a sintomas clínicos e geralmente podem ser removidos juntamente com o material de osteossíntese após a consolidação da osteotomia, ou seja, 6 meses mais tarde. Embora de baixa importância clínica, podem surgir problemas legais, especialmente quando o paciente não está totalmente informado sobre a causa e natureza desta complicação.

E. Reflexo do trigeminocárdio

Pensa-se que o reflexo trigeminocárdico é um reflexo do tronco cerebral que afecta os ramos simpáticos e parassimpáticos do sistema nervoso autonómico. Pode apresentar-se como bradicardia (raramente taquicardia), hipotensão, hipertensão, apneia, hipermobilidade gástrica, e, em circunstâncias invulgares, assistolia. A subcategoria mais comum do reflexo trigeminocardia é o reflexo oculocardia. Contudo, qualquer estimulação ao longo da distribuição nervosa do trigémeo pode provocar a resposta. [257,258]

O gatilho mais importante do reflexo inclui o súbito estiramento mecânico do nervo. No entanto, o reflexo foi documentado para ocorrer com estímulos térmicos, eléctricos, infecciosos, e bioquímicos. A estimulação bilateral das estruturas nervosas do trigémeo produz um reflexo mais pronunciado em comparação com a estimulação unilateral. [259] estiramento mecânico bilateral da divisão mandibular do nervo trigémeo (V3) através da aplicação de um bloco de mordida que provavelmente desencadeou a assistolia.

Um bloqueio do nervo mandibular e uma técnica cirúrgica cuidadosa na distribuição do nervo trigémeo podem proporcionar protecção contra o reflexo trigeminocárdico. A prevenção ou tratamento de factores predisponentes ao reflexo trigeminocárdico tais como hipoxia, acidose, hipercarbia, um plano leve de anestesia, e narcóticos podem prevenir o reflexo. A monitorização próxima é fundamental para a detecção precoce e a cessação imediata do reflexo trigeminocárdico, especialmente se forem utilizados opiáceos e bloqueadores do β para hipotensão controlada.

2. Complicações pós-operatórias

A. Infecção

Com uma frequência de 2,8%, a incidência de infecção é considerada baixa. Isto indica que a profilaxia antimicrobiana é obrigatória para os doentes que se submetem a cirurgia. [228] A infecção pode requerer incisão e drenagem e antibioticoterapia pós-cirúrgica.

B. Obstrução das vias aéreas

A obstrução das vias aéreas após a BSSO é uma complicação muito rara. As vias respiratórias podem ficar comprometidas após o BSSO devido ao inchaço maciço e formação de hematoma. Algumas vezes a traqueostomia tem de ser realizada após a operação devido ao inchaço maciço e hematoma, mas a traqueostomia não é uma primeira opção a fazer, a libertação precoce de MMF é a primeira opção de tratamento, uma vez que, por vezes, o paciente pode sentir asfixia devido à redução do espaço das vias aéreas. [229]

C. Não sindical

Alguns autores sugerem uma correlação positiva entre a idade e o aumento do risco de mal-estar. [219] Pacientes, especialmente os com mais de 40 anos, são propensos a uniões ou não uniões tardias. Dois princípios de terapia são sugeridos para tratar a não união: como uma abordagem conservadora para aplicar MMF durante mais de 6 semanas219, ou, em alternativa, enxerto ósseo em combinação com uma rígida cinixação interna. Como factores etiológicos para a cicatrização perturbada dos fragmentos ósseos, as seguintes razões devem ser consideradas: área insuficiente de contacto230, interposição de tecido mole ou necrose óssea resultante de isquemia no segmento proximal após extensa desnudação do músculo230,[231] têm apontado que uma ampla área de sobreposição não significa necessariamente uma ampla área de contacto entre os segmentos. Isto é óbvio, especialmente nas assimetrias mandibulares.

D. Alterações a curto e longo prazo da posição condilar após a BSSO

Uma grande preocupação na correcção cirúrgica ortognática da má oclusão esquelética de Classe II é a potencial recidiva pós-cirúrgica. Embora a recidiva esquelética envolva múltiplos factores contribuintes, o movimento pós-operatório no ponto B resulta apenas de alterações de 2 locais anatómicos: movimento nos locais da osteotomia (movimento intersegmental) após a libertação do FMI e alterações condilares posicionais e morfológicas. Com a introdução de fixação interna rígida para promover a cura óssea e prevenir movimentos intersegmentares, alguns destes problemas foram ultrapassados. [232,233]

A mudança de posição condilar é outro factor importante que contribui para a recidiva pós-cirúrgica. O controlo do segmento proximal é sempre importante na estabilidade do esqueleto e na prevenção de recaída. [234]

Alguns estudos demonstraram que os côndilos se deslocaram postero-inferior com cirurgia e voltaram a deslocar-se anterosuperior aos 3 meses após a cirurgia. Esta posição manteve-se estável durante o seguimento de 1 ano. Foram realizados vários estudos para investigar a posição condilar na fossa e a relação entre a posição condilar e a morfologia craniofacial. [234-236] Os côndilos da Classe I estavam localizados no centro da fossa,[235] enquanto que os da Classe II, Divisão 1 estavam localizados mais anteriormente do que os da Classe I ou III. [236-238] Alguns estudos demonstraram que, 43% dos côndilos estavam posicionados anteriormente na fossa de acordo com a fórmula de Pullinger e Hollender239; além disso, os côndilos apresentavam posições simétricas nos lados direito e esquerdo.

Os côndilos desempenham um papel importante no crescimento mandibular. A superfície da cartilagem do côndilo é um importante local de crescimento na mandíbula e o crescimento da cartilagem condilar contribui para o aumento da altura do ramo mandibular e para o aumento global do comprimento da mandíbula. [240] O aumento do comprimento mandibular (côndilo ao gnathion) no pico puberal e o comprimento total da mandíbula na fase pós-puberal demonstraram ser significativamente menor em pacientes com má oclusão de Classe II, Divisão 1 não tratada do que naqueles com oclusão normal. [241]

Outros estudos relataram uma mudança visível do crescimento condilar em direcção à direcção posterior e superior em doentes com maloclusão de Classe II tratados com o aparelho Herbst durante a puberdade. Esta característica de crescimento foi combinada com a deslocalização do côndilo. [242,243] Assim, pacientes com má oclusão de Classe II, Divisão 1 podem apresentar côndilos não desenvolvidos situados anteriormente na fossa glenoidal.

De acordo com estudos anteriores, o deslocamento condilar imediatamente após a cirurgia de avanço mandibular é variável. Anteroinferior,[244] posteroinferior,[245] e distribuições iguais na direcção vertical têm sido relatadas. [245] O deslocamento posterior pode estar relacionado com a manipulação manual do segmento proximal durante a cirurgia. O edema intra-articular foi verificado por ressonância magnética durante o período pós-operatório precoce em pacientes tratados por osteotomia subcondiliana mandibular. [246] A manipulação do segmento proximal durante a osteotomia fraccionada sagital pode causar edema intra-articular e resultar num deslocamento inferior do côndilo numa fase precoce. Outros factores, como a utilização de uma tala acrílica e de um relaxante muscular sob anestesia geral, também podem contribuir para a flacidez condilar.

A reabsorção condilar após cirurgia ortognática não é invulgar. A incidência da reabsorção condilar de acordo com a literatura varia de 4% a 8% após BSSO fixado com miniplacas. [247,248] A etiologia da reabsorção condilar ainda não é clara. Pensa-se que o TMJ se encontra numa fase constante de remodelação. A remodelação funcional é caracterizada por uma adaptação das estruturas articulares das ATMs em resposta ao stress mecânico. Quando se perde o equilíbrio entre a capacidade adaptativa do hospedeiro e a carga mecânica no côndilo, pode ocorrer uma remodelação disfuncional, tal como a reabsorção condilar. [249,250] A rotação anti-horária dos segmentos distal e proximal da mandíbula e o deslocamento posterior do côndilo induzido cirurgicamente foram considerados factores de risco cirúrgico para a reabsorção condilar pós-operatória, enquanto que um colo condilar inclinado posteriormente foi considerado um factor de risco não cirúrgico. [251,252]

Quando o côndilo foi rodado posteriormente com rotação anti-horária do segmento mandibular proximal, a superfície ântero-superior do côndilo estava localizada mais acima. [253-255]

Quando o pescoço condilar estava inclinado posteriormente, a superfície anterosuperior do côndilo anteriormente menos carregada estava mais exposta à carga. O côndilo deslocado posterior e superior pode empurrar o disco articular anteriormente e induzir desarranjo interno ou osteoartrose.

Uma relação causal entre desarranjo interno avançado e reabsorção condilar tem sido apoiada por um estudo clínico anterior. [256A] diminuição do fornecimento de sangue aos côndilos após BSSO pode ser outro factor, porque a diminuição da perfusão pode resultar em necrose avascular envolvendo o côndilo mandibular. Além disso, uma camada óssea cortical contínua, homogénea e compacta em torno da periferia do côndilo é formada apenas quando um côndilo está completamente desenvolvido, e a camada óssea cortical incompleta pode ser mais susceptível a alterações de tensão compressiva. São necessários mais estudos para esclarecer os factores que contribuem para a reabsorção do côndilo no pós-operatório.

CAPÍTULO 6

Complicações associadas à genioplastia

INTRODUÇÃO

A beleza facial depende da forma, proporção, e harmonia entre os terços faciais. O queixo é um dos componentes mais importantes do terço inferior e tem um papel importante na definição da estética e harmonia facial, tanto na vista frontal como lateral. Existem 2 abordagens terapêuticas principais que se pode escolher para tratar deformidades mentais, implantes aloplásticos, e ostectomia basilar mental, também conhecida como genioplastia. A última é mais comummente utilizada devido à grande versatilidade na correcção de deformidades tridimensionais do queixo e taxas menores de complicações pós-operatórias. [260] Foi inicialmente descrita por Hofer em 1942, que a chamou de "osteotomia horizontal anterior da mandíbula" e posteriormente modificada por Trauner e Obwegeser. [261]

A genioplastia é amplamente realizada para tratar uma série de anomalias do queixo, casos de avanço ou retrocesso mandibular, correcção da altura vertical, e assimetrias transversais.

COMPLICAÇÕES

1. Disfunção neurosensorial

O défice neurosensorial tem sido relatado como o problema mais comum após a cirurgia ortognática. Esta complicação pode reduzir o nível de satisfação do paciente. A genioplastia, quando realizada isoladamente, tem uma incidência relativamente baixa de alteração sensorial. No entanto, quando realizada em combinação com a osteotomia sagital do ramo mandibular, tende a agravar a lesão do nervo alveolar inferior. Esta condição tem sido atribuída à dupla lesão do nervo causada pela combinação de osteotomias. [262]

2. Lesão degloving ao queixo

Quando a cirurgia é realizada na região mental, deve ser feito um planeamento cuidadoso e uma boa técnica cirúrgica para evitar lesões "degradantes" do queixo. Esta condição associada a uma

O fechamento inadequado da ferida cirúrgica sem o reposicionamento adequado do músculo mentalis pode gerar ptose de tecido mole com perda do suporte labial, que se manifestará pelo achatamento do sulco mentolabial, sobre-exposição dos incisivos inferiores, e incompetência labial. [263]

3. Danos nas raízes dos dentes

Quando é realizada uma osteotomia elevada, pode danificar os apices dentários dos incisivos mandibulares. A cefalometria em combinação com a radiografia panorâmica da mandíbula fornece uma boa ideia da posição das raízes dos dentes, que deve ser evitada durante a osteotomia e a perfuração para colocar os parafusos. Se os apices dentários forem lesionados, deve ser efectuado um tratamento endodôntico. [264]

4. Deslocamento de segmento

Deslocamento do segmento osteotomizado após genioplastia causado por traumatismo rombo de baixa intensidade no rosto durante a fase pós-operatória após cirurgia ortognática com complicações raras.

5. Não União

A não união após o avanço da genioplastia é uma complicação rara. Três factores devem ser observados para evitar esta complicação, contacto ósseo, fixação adequada do segmento mobilizado, e cuidados pós-operatórios satisfatórios. [265]

6. Fractura da mandíbula

A fractura da mandíbula é uma complicação rara que pode ocorrer se a osteotomia dos 2 ossos corticais não for realizada completamente antes de se tentar mobilizar segmentos. Se ocorrer, a linha de fractura pode estender-se ao corpo e ao ramo ascendente, o que pode exigir uma redução aberta. A radiografia panorâmica ajudará a descartar as condições patológicas da mandíbula que possam levar ao aparecimento de fracturas. [266]

CAPÍTULO 7
Complicações da Expansão Palatal Rápida Assistida Surgicamente

INTRODUÇÃO

A expansão palatina rápida assistida cirurgicamente (SARPE) é uma técnica útil para aumentar a dimensão transversal do maxilar em indivíduos esqueleticamente maduros. Embora a expansão rápida maxilar convencional (RME) possa ser utilizada em pacientes mais jovens, as linhas de sutura facial tornam-se significativamente mais interdigitadas e tornam-se parcial ou totalmente fundidas à medida que os indivíduos envelhecem. Há uma grande variabilidade no início e progresso do fecho sutural, embora a taxa de fecho aumente na terceira década. Observou-se um maior grau de ossificação na sinostose palatal média a posteriori do que a anterior. Embora a expansão maxilar possa ser realizada ao mesmo tempo que uma osteotomia de Le Fort I, segmentando a maxila, um procedimento SARPE preliminar para permitir uma osteotomia maxilar posterior de 1 peça tem certas vantagens. Mostrou-se que as osteotomias multissegmentais resultam numa maior instabilidade transversal da maxila e recaída após a remoção dos aparelhos ortodônticos, particularmente quando usadas para corrigir grandes discrepâncias transversais da maxila. A realização de um procedimento SARPE preliminar diminui o risco de necrose e recidiva asséptica, particularmente nos pacientes que têm uma discrepância transversal maior. Tradicionalmente pensa-se que os procedimentos de RME assistidos cirurgicamente têm uma baixa morbilidade, mas esta cirurgia não está isenta de riscos, e os cirurgiões devem estar conscientes das suas potenciais complicações. [267-269]

COMPLICAÇÕES
1. Necrose asséptica por pressão
Uma das complicações mais frequentes, por vezes levando a uma necrose asséptica de pressão franca, é a irritação do tecido palatino devido ao impacto do aparelho de expansão nos tecidos moles palatinos. [270]

2. Hemorragia
A hemorragia é outra complicação que tem sido relatada. Estudos mostram que pacientes que sofreram hemorragia suficiente para requerer um dia extra no hospital. Em alguns casos, com

hemorragia intra-operatória do seio maxilar direito, realizou-se uma abordagem Caldwell Luc e ligou-se uma arteríola com suturas. Uma pequena epistaxe posterior foi controlada com embalagem. Um caso dramático de hemorragia recorrente com risco de vida foi também relatado na literatura. [271]

3. Síndrome do compartimento orbital

Um caso de síndrome de compartimento orbital de uma hemorragia retrobulbar, resultando em cegueira permanente, foi relatado numa litratura com deficiência transversal maxilar.

4. Infecção pós operatória

5. Dor

dor ao rodar o parafuso de expansão devido a uma libertação cirúrgica inadequada das articulações maxilares para permitir a expansão

6. falha de expansão

expansão unilateral, ou assimétrica devido a um menor planeamento do tratamento

7. Problemas periodontais

A literatura relatou um ligeiro embotamento da papila gengival após uma SARPE. [268]

8. Recaída

CAPÍTULO 8 RESUMO

Existe uma grande variedade de complicações associadas à cirurgia ortognática, incluindo complicações invulgares que são difíceis de prever. Deve haver uma distinção clara entre a negligência e as complicações. Os cirurgiões orais e maxilofaciais devem ter uma compreensão completa dos tipos, causas e tratamento de complicações, e devem fornecer esta informação aos pacientes que desenvolvem estas complicações. A negligência nunca deve ocorrer, e é melhor prevenida através de um desempenho cuidadoso e meticuloso por parte dos cirurgiões. Acreditamos que os cirurgiões orais e maxilofaciais que conseguem gerir com confiança e perfeição as complicações pós-operatórias são verdadeiramente competentes.

CAPÍTULO 9 BIBLIOGRAFIA

1. Young-Kyun Kim : Complicações associadas à cirurgia ortognática , J Korean Assoc Oral Maxillofac Surg 2017;43:3-15

2. *Alejandra Piñeiro-Aguilar et al :* Perda de Sangue em Cirurgia Ortognática:Uma Revisão Sistemática ,
J Oral Maxillofac Surg 69:885-892, 2011

3. *Daniel E. Madsen et al :* Perda de sangue intra-operatória durante cirurgia ortognática é prevista por Thromboelastography , *J Oral Maxillofac Surg 70:e547-e552, 2012*

4. M. Jędrzejewski et al : Complicações pré-operatórias, intraoperatórias e pós-operatórias em cirurgia ortognática: uma revisão sistemática , Clin Oral Invest (2015) 19:969-977

5. Stephen . b. baker et al : abcesso cerebral como complicação de cirurgia ortognática : um relato de caso
, cirurgia plástica e reconstrutiva vol. 104 no.2 1998

6. Edward P. Buchanan et al : LeFort I Osteotomy , Semin Plast Surg 2013;27:149-154.

7. DENNIS T. LANIGAN et al: *Grandes Complicações Vasculares 'Complicações da Cirurgia Ortognática: Hemorragia associada a Le Fort I Osteotomias* , J Oral Maxillolac Surg 48:561-573. 1990

8. M.W. Ho et al : Surgical complications of segmental Le Fort I osteotomy , 2010 The British Association of Oral and Maxillofacial Surgeons.

9. Franz-Josef Kramer et al: Complicações Intra e Perioperatórias da Osteotomia LeFort I: Uma Avaliação Prospectiva de 1000 Pacientes , A JORNAL DA CIRURGIA CRANIOFACIAL / VOLUME 15, NÚMERO 6 *de Novembro de 2004*

10. Y-W KIM et al : Epistaxe maciça devido ao pseudoaneurisma da artéria esfenopalatina: uma complicação pós-operatória rara da cirurgia ortognática : The Journal of Laryngology & Otology (2013), 127, 610-613

11. Laurence Verstraete et al : Atelectasia e pneumotórax bilateral após cirurgia ortognática bimaxilar: Um relatório de caso e revisão , *Oral and Maxillofacial Surgery Cases 5 (2019) 100086*

12. JOSEPH F. PIECUCH et al: *Facial Nerve Injury as a Complication of Sagittal Split Ramus Osteo tomy,* American Association of Oral and Maxillofacial Surgeons 1982

13. Larry h4. Wolford et al: Modificação da osteotomia sagital dividida do ramo mandibular, ORAL SURG. MED. ORAL. ORAL PATHOL. 1987;64:146-55)

14. *Kari Panula et al:* Incidência de complicações e problemas relacionados com a Cirurgia Ortognática: A Review of 655 Patients , J Oral Maxillofac Surg 59:1128-1136, 2001

15. *Pushkar Mehra et al:* Complicações da Osteotomia Sagital Mandibular Splittal Ramus Osteotomy Associada à Presença ou Ausência de Terceiros Molares, J Oral Maxillofac Surg 59:854-858, 2001

16. *Dennis T. Lanigan et al:* Complicações da Expansão Palatal Rápida Assistida Cirurgicamente: Review of the Literature and Report of a Case , J Oral Maxillofac Surg 60:104-110, 2002

17. *Larry M. Wolford et al :* Changes in Temporomandibular Joint Dysfunction After Orthognathic Surgery , *J Oral Maxillofac Surg 61:655-660, 2003*

18. Thomas TELTZROW et al: Perioperative complications following sagittal split osteotomy of the mandible, Journal of Cranio-Maxillofacial Surgery (2005) 33, 307-313

19. Antonio Augusto V : Cegueira após a osteotomia de Le Fort I: Uma possível complicação associada à separação pterigomaxilar, Journal of Cranio-Maxillofacial Surgery (2006) 34, 210-216

20. Su-Gwan Kim et al: Incidence of Complications and Problems Related to Orthognathic Surgery, *J Oral Maxillofac Surg 65:2438-2444, 2007*

21. Lop Keung Chow et al: Prevalência de Complicações Pós-Operatórias após Cirurgia Ortognática: A 15-Year Review , *J Oral Maxillofac Surg 65:984-992, 2007*

22. Shermin Lee et al : Impact of Orthognathic Surgery on Quality of Life, *J Oral Maxillofac Surg 66:1194-1199, 2008*

23. Bart Falter et al: Ocorrência de más divisões durante osteotomia sagital, Cirurgia Oral Oral Med Oral Pathol Oral Radiol Endod 2010;110:430-435

24. Young-Kyun Kim et al : Altered Sensation After Orthognathic Surgery , *J Oral Maxillofac Surg 69:893-898, 2011*

25. Ben J. Steel et al: Complicações Raras e Inusitadas da Cirurgia Ortognática: A Literature Review, J Oral Maxillofac Surg70:1678-1691, 2012

26. Laura A. Monson : Bilateral Sagittal Split Split Osteotomy, Semin Plast Surg 2013;27:145-148.

27. Shuo Chen et al: Alterações a curto e longo prazo da posição condilar após a Osteotomia Bilateral Sagital Splittal Ramus para o Avanço Mandibular em Combinação com Le Fort I Osteotomia Avaliada por Tomografia Computadorizada Cone-Beam, J Oral Maxillofac Surg 71:1956- 1966, 2013

28. Rafael Linard Avelar et al : Unusual Complication After Genioplasty, The Journal of Craniofacial Surgery & Volume 25, Número 2, Março 2014

29. Kazuaki Yamaguchi et al : Complicações após cirurgia ortognática para pacientes com lábio leporino/palato fendido:Uma revisão sistemática, Journal of the Formosan Medical Association (2016) 115, 269e277

30. Hwi-Dong Jung et al: Orthognathic surgery and temporomandibular joint symptoms, Jung et al. Maxillofacial Plastic and Reconstructive Surgery (2015) 37:14 Page 2

31. Sergio Olate et al: Complicações em Cirurgia Ortognática, The Journal of Craniofacial Surgery _ Volume 00, Número 00, Mês 2017

32. Jimoh Agbaje et al : Queixas de dor em pacientes submetidos a cirurgia otognática, Hindawi pain research and management vol.2018 article id 4235025

33. Konstantinos Lazaridis et al: Alterações de tecidos pulpares e periodontais associadas a Le Fort I e Sagittal Split Ramus Osteotomies: Uma revista, a revista aberta de odontologia de 2018

34. Constantinus politis et al : Reabsorção condilar após cirurgia ortognática, revista de cirurgia craniofacial; 2019 vol;30

35. Constance Delmotte : Perda Visual Pós-Operatória: Relatório de um paciente com cegueira unilateral após cirurgia ortognática, J Craniofac Surg 2019;30: 223-225

36. Stamatis Baronos et al: Assistolia em Cirurgia Ortognática: A Case Report , A&A Practice. 2019;12:249–51.

37. ROGER A. MEYER et al : DYSPHAGIA PROLONGIDA APÓS CIRURGIA ORTHOGNÁTICA J Oral Maxillofac Surg-:1, 2019

38. Van Sickels JE, Dolce C, Keeling S, Tiner BD, Clark GM, Rugh JD. Factores técnicos responsáveis pela estabilidade de um avanço bilateral da osteotomia sagital dividida: osteossíntese de fio versus fixação rígida. Oral Surg Oral Med Oral Pathol Oral Radiol Endod 2000;89:19-23.

39. Schwartz HC. Remoção simultânea de terceiros molares durante osteotomias sagitais divididas: o caso contra. J Oral Maxillofac Surg 2004;62:1147-9.

40. Lee JH, Lee IW, Seo BM. Análise clínica de casos de reoperação precoce após cirurgia ortognática. J Korean Assoc Oral Maxillofac Surg 2010;36:28-38.

41. Moroi A, Yoshizawa K, Iguchi R, Kosaka A, Ikawa H, Saida Y, et al. Comparação dos valores da tomografia computorizada da lacuna do fragmento ósseo após a osteotomia sagital do ramo rachado no prognatismo mandibular com e sem assimetria.Int J Oral Maxillofac Surg 2016;45:1520-5.

42. Ellis E 3rd, Hinton RJ. Exame histológico da articulação temporomandibular após o avanço mandibular com e sem fixação rígida: uma investigação experimental em Macaca mulatta adulta. J Oral Maxillofac Surg 1991;49:1316-27.J Korean Assoc Oral Maxillofac Surg 2017;43:3-1512

43. Ueki K, Degerliyurt K, Hashiba Y, Marukawa K, Nakagawa K, Yamamoto E. Mudanças horizontais na cabeça do côndilo após osteotomia sagital de ramus sagital dividida com fixação de placa dobrada. Oral Surg Oral Med Oral Pathol Oral Radiol Endod 2008;106:656-61.

44. Baek SH, Kim TK, Kim MJ. Existe alguma diferença na posição condilar e angulação após um retrocesso mandibular assimétrico? Oral Surg Oral Med Oral Pathol Oral Radiol Endod 2006;101:155- 63.

45. Yoshida K, Rivera RS, Kaneko M, Kurita K. Minimização do deslocamento do segmento proximal após osteotomia sagital bilateral do ramo em casos assimétricos. J Oral Maxillofac Surg 2001;59:15-8.

46. Kang MG, Yun KI, Kim CH, Park JU. Posição condilar pós-operatória por osteotomia sagital dividida do ramo com e sem enxerto ósseo. J Oral Maxillofac Surg 2010;68:2058-64.

47. Ellis E 3rd. Um método para alinhar passivamente os segmentos da osteotomia sagital ramus. J Oral Maxillofac Surg 2007;65:2125-30.

48. Yang HJ, Hwang SJ. Avaliação da estabilidade pós-operatória após BSSRO para corrigir a assimetria facial dependendo da quantidade de contacto ósseo entre o segmento proximal e distal. J Craniomaxillofac Surg 2014;42:e165-70.

49. Uckan S, Buchbinder D, Orhan M, Mutlu N. Gestão de recaída precoce após uma osteotomia sagital de ramus dividida por uma distracção gradual do calo: um relato de caso. J Oral Maxillofac Surg 2000;58:220-3.

50. Chang HP, Tseng YC, Chang HF. Tratamento do prognatismo mandibular. J Formos Med Assoc 2006;105:781-90.

51. Kim JW, Jeon HR, Hong JR. O estudo sobre a estabilidade vertical de pacientes com mordedura anterior aberta após bssro. J Korean Assoc Oral Maxillofac Surg 2005;31:422-6.

52. Han JJ, Park MW, Park JB, Park HS, Paek SJ, Sul H, et al. Avaliação do factor de influência dominante para recidiva pós-operatória após BSSRO para o prognatismo mandibular. Avanços recentes em Ortodontia e Cirurgia Ortognática 2014;1:27-36.

53. Yang HJ, Hwang SJ. Factores que contribuem para a rotação intra-operatória do segmento proximal no sentido dos ponteiros do relógio como factor de recidiva após o retrocesso mandibular com osteotomia sagital de ramus split. J Craniomaxillofac Surg 2014;42:e57-63.

54. Proffit WR, Phillips C, Turvey TA. Estabilidade após correcção cirúrgico-ortodôntica da má oclusão esquelética de Classe III. 3. Procedimentos combinados maxilar e mandibular. Int J Orthognath Orthognath Surg 1991;6:211-25.

55. Jakobsone G, Stenvik A, Sandvik L, Espeland L. Acompanhamento de três anos de cirurgia bimaxilar para corrigir a má oclusão esquelética de Classe III: estabilidade e factores de risco de recaída. Am J Orthop Dentofacial Orthop 2011;139:80-9.

56. Han JJ, Lee SY, Hwang SJ. Estabilidade pós-operatória após SSRO no prognatismo mandibular em relação à rotação do segmento proximal. Avanços recentes em Ortodontia e Cirurgia Ortognática 2013;2:1-8.

57. Al-Riyami S, Moles DR, Cunningham SJ. Tratamento ortognático e perturbações temporomandibulares: uma revisão sistemática. Parte 1. Uma nova técnica de avaliação da qualidade e análise das características e classificações do estudo. Am J Orthop2009;136:624.e1-15; discussão 624-5.

58. Jung HD, Kim SY, Park HS, Jung YS. Cirurgia ortognática e sintomas da articulação temporomandibular. Maxillofac Plast Reconstruir Surg 2015;37:14.

59. De Clercq CA, Abeloos JS, Mommaerts MY, Neyt LF. Sintomas da articulação temporomandibular numa população de cirurgia ortognática. J Craniomaxillofac Surgimento 1995;23:195-9.

60. Panula K, Somppi M, Finne K, Oikarinen K. Efeitos da cirurgia ortognática na disfunção da articulação temporomandibular. Um estudo prospectivo de seguimento controlado de 4 anos. Int J Oral Maxillofac Surg 2000;29:183-7.

61. Hellsing G, Holmlund A. Desenvolvimento do deslocamento anterior do disco na articulação temporomandibular: um estudo de autópsia. J Prosthet Dent 1985;53:397-401.

62. Legrell PE, Isberg A. Comprimento mandibular e assimetria da linha média após deslocamento do disco da articulação temporomandibular em coelhos induzido experimentalmente. Am J Orthop Dentofacial Orthop 1999;115:247-53.

63. Toll DE, Popović N, Drinkuth N. O uso de diagnóstico por RM em cirurgia ortognática: prevalência de patologias da ATM em doentes de Classe I, II, III de Angle. J Orofac Orthop 2010;71:68-80.

64. Celić R, Jerolimov V, Pandurić J. Um estudo sobre a influência dos factores oclusais e hábitos parafuncionais na prevalência de sinais e sintomas de DTM. Int J Prostodonte 2002;15:43-8.

65. Miller JR, Burgess JA, Critchlow CW. Associação entre retrognatia mandibular e distúrbios da ATM em fêmeas adultas. J Saúde Pública Dent 2004;64:157-63.

66. Miller JR, Mancl L, Critchlow C. Grave retrognatia como factor de risco para distúrbios recentes da ATM dolorosa entre as fêmeas adultas. J Orthod 2005;32:249-56.

67. Gunson MJ, Arnett GW, Milam SB. Fisiopatologia e controlo farmacológico da reabsorção óssea do côndilo mandibular. J Oral Maxillofac Surg 2012;70:1918-34.

68. Handelman CS, Greene CS. Reabsorção condilar progressiva/idiopática: uma perspectiva ortodôntica. Semin Ortodontia 2013;19:55-70.

69. Joos U. Um sistema de fixação óssea ajustável para osteotomia sagital de ramo dividido: relatório preliminar. Br J Oral Maxillofac Surg 1999;37:99-103.

70. Gerressen M, Zadeh MD, Stockbrink G, Riediger D, Ghassemi A. Os resultados funcionais a longo prazo após osteotomia bilateral sagital dividida (BSSO) com e sem um dispositivo de posicionamento condilar. J Oral Maxillofac Surg 2006;64:1624-30.

71. Kim YK, Yun PY, Ahn JY, Kim JW, Kim SG. Alterações na posição do disco da articulação temporomandibular após cirurgia ortognática. Oral Surg Oral Med Oral Pathol Oral Radiol Endod 2009;108:15-21.

72. Ueki K, Marukawa K, Nakagawa K, Yamamoto E. Condylar e posições do disco da articulação temporomandibular após a osteotomia mandibular para prognatologia. J Oral Maxillofac Surg 2002;60:1424-32.

73. Van Sickels JE, Tucker MR. Gestão da união tardia e não união de osteotomias maxilares. J Oral Maxillofac Surg 1990;48:1039-44.

74. Chow LK, Singh B, Chiu WK, Samman N. Prevalência de complicações pós-operatórias após cirurgia ortognática: uma revisão de 15 anos. J Oral Maxillofac Surg 2007;65:984-92.

75. Kramer FJ, Baethge C, Swennen G, Teltzrow T, Schulze A, Berten J, et al. Complicações intra e perioperatórias da osteotomia de LeFort I: uma avaliação prospectiva de 1000 pacientes. J Craniofac Surg 2004;15:971-7.

76. Yen CY, Kuo CL, Liu IH, Su WC, Jiang HR, Huang IG, et al. Modificação da fixação da sutura de cintura da base de alarme na borda inferior bilateral do aro piriforme após uma osteotomia maxilar Le Fort I. Int J Oral Maxillofac Surg 2016;45:1459-63.

77. Shams MG, Motamedi MH. Uma técnica mais eficaz de cincho de alarme. J Oral Maxillofac Surg 2002;60:712-5.

78. Monnazzi MS, Mannarino FS, Gabrielli MFR. Basecinch de alarme extra-oral. Uma modificação para a técnica. J Oral Maxillofac Surg Med Pathol 2014;26:142-4.

79. Shin YM, Lee ST, Kwon TG. Correcção cirúrgica do desvio septal após a osteotomia de Le Fort I. Maxillofac Plast Reconstruir Surg 2016;38:21.

80. Lee KH, Lee SH. Um estudo clínico da satisfação dos pacientes de cirurgia ortognática e da mudança psicológica. J Korean Assoc Oral Maxillofac Surg 1999;25:151-64.

81. Lee JY, Kim YK, Yun PY. Avaliação da satisfação subjectiva dos pacientes sobre a cirurgia ortognática. J Korean Assoc Oral Maxillofac Surg 2009;35:94-100.

82. Hwang JM, Min BM, Park SC, Oh SY, Sung NK. Uma comparação aleatória da adaptação do prisma e da cirurgia aumentada na gestão cirúrgica da esotropia associada à hipermetropia: resultados cirúrgicos de um ano. J AAPOS 2001;5:31-4.

83. Yu CN, Chow TK, Kwan AS, et al: Perda de sangue intra-operatória e tempo de operação em cirurgia ortognática usando anestesia geral hipotensiva induzida: Estudo prospectivo. Hong KongMed J 6:307, 2000

84. Hartmann M, Sucker C, Boehm O, et al: Efeitos da cirurgia cardíaca na hemostasia. Transfus Med Rev 20:230, 2006

85. Ziegler S, Ortu A, Reale C, et al: Fibrinólise ou hipercoagulação durante a prostatectomia radical? Uma avaliação dos parâmetros trombelastográficos e testes laboratoriais padrão. Eur JAnaesthesiol 25:538, 2008

86. Watson HG, Greaves M: Podemos prever a hemorragia? SeminThromb Hemost 34:97, 2008

87. Stewart A, Newman L, Sneddon K, et al: Aprotinina reduz a perda de sangue e a necessidade de transfusão em cirurgia ortognática. Br J Oral Maxillofac Surg 39:365, 2001

88. Zellin G, Rasmusson L, Pålsson J, et al: Avaliação de depressores de hemorragia sobre perda de sangue durante cirurgia ortognática: Um estudo retrospectivo. J Oral Maxillofac Surg 62:662, 2004

89. de Lange J, Baas EM, Horsthuis RB, et al: O efeito da aplicação nasal de cocaína/adrenalina na perda de sangue em Le Fort I osteotomias. Int J Oral Maxillofac Surg 37:21, 2008

90. Trauner R, Obwegeser H (1955) Sobre a técnica cirúrgica na progénie e outras anomalias mandibulares. Dtsch Zahn Mund-u Kieferheilk 23:11

91. Teerijoki-Oksa T, Jääskeläinen SK, Soukka T, Virtanen A, Forssell H (2011) Sintomas sensoriais subjectivos associados a lesões axonais e desmielinizantes dos nervos após osteotomia sagital sagital mandibular. J Oral Maxillofac Surg 69(6):e208-e213

92. Gianni AB, D'Orto O, Biglioli F, Bozzetti A, Brusati R (2002) Neurosensory alterations of the inferior alveolar and mental nerve after genioplasty alone or associated with sagittal osteotomy of the mandibular ramus. J Craniomaxillofac Surg 30(5):295-303

93. Hanzelka T, Foltán R, Pavlíková G, Horká E, Sedý J (2011) O papel do posicionamento intra-operatório do nervo alveolar inferior na parestesia pós-operatória após osteotomia sagital dividida bilateral da mandíbula: estudo clínico prospectivo. Int J Oral Maxillofac Surg 40(9):901-906

94. Phillips C, Essick G, Blakey G 3rd, Tucker M (2007) Relação entre as percepções dos pacientes sobre sequelas pós-cirúrgicas e sensações alteradas após osteotomia sagital bilateral dividida. J Oral Maxillofac Surg 65(4):597-607

95. Teerijoki-Oksa T, Jääskeläinen SK, Forssell K, Forssell H, Vähätalo K (2002) Factores de risco de lesão do nervo durante a osteotomia sagital fracturada mandibular. Int J Oral Maxillofac Surg 31(1):33-39

96. Kuroyanagi N, Miyachi H, Ochiai S, Kamiya N, Kanazawa T, Nagao T, Shimozato K (2012) Predição de alterações neurosensoriais após osteotomia sagital de ramus split. Int J Oral Maxillofac Surg 42(7):814-822

97. Kobayashi A, Yoshimasu H, Kobayashi J, Amagasa T (2006) Neurosensory alteration in the lower lip and chin area after orthognathic surgery: bilateral sagittal split osteotomy versus inverted L ramus osteotomy. J Oral Maxillofac Surg 64(5):778-784

98. Thygesen TH, Bardow A, Norholt SE, Jensen J, Svensson P (2009) Factores de risco cirúrgico e função do nervo maxilar após a osteotomia de Le Fort I. J Oral Maxillofac Surg 67(3):528-536

99. Smith KS, Heggie AA. Desarticulação vomero-esfenoidal durante a osteotomia maxilar de Le Fort I: relatório de caso. J Oral Maxillofac Surg 1995;53:465-7.

100. DG Stott. Bradicardia de reflexo em cirurgia facial. Br J Plast Surg 1989;42:595-7.

101. Preciosa DS, Skulsky FG. Disritmias cardíacas complicando a cirurgia maxilo-facial. Int J Oral Maxillofac Surg 1990;19:279-82.

102. Verde JG, Madeira JM, Davis LF. Assistolia após entubação inadvertida da órbita. J Oral Maxillofac Surg 1997;55:856-9.

103. Lee UL, Lee EJ, Seo HY, Han SH, Choi WC, Choi YJ. Prevalência e factores de risco de descoloração dos dentes após cirurgia ortognática: um estudo retrospectivo de 1455 pacientes. Int J Oral Maxillofac Surg 2016;45:1464-70.

104. Al-Din OF, Coghlan KM, Magennis P. Perturbação do nervo sensorial após a osteotomia de Le Fort I. Int J Oral Maxillofac Surg 1996;25:13-9.

105. Hasegawa T, Tateishi C, Asai M, Imai Y, Okamoto N, Shioyasono A, et al. Estudo retrospectivo das alterações na sensibilidade da mucosa oral: osteotomia sagital dividida do ramo (SSRO) versus osteotomia intra-oral vertical do ramo (IVRO). Int J Oral Maxillofac Surg 2015;44:349-55.

106. Verweij JP, Mensink G, Fiocco M, van Merkesteyn JP. Incidência e recuperação de perturbações neurosensoriais após osteotomia sagital bilateral dividida em diferentes grupos etários: um estudo retrospectivo de 263 pacientes. Int J Oral Maxillofac Surg 2016;45:898-903.

107. de Vries K, Devriese PP, Hovinga J, van den Akker HP. Paralisia facial após osteotomias sagitais divididas. Um levantamento de 1747 osteotomias sagitais fracturadas. J Craniomaxillofac Surg 1993;21:50-3.

108. Consolo U, Salgarelli A. Paralisia transitória do nervo facial após cirurgia ortognática: um relato de caso. J Oral Maxillofac Surg 1992;50:77-9.

109. Koh KM, Yang JY, Leem DH, Baek JA, Ko SO, Shin HK. Paralisia do nervo facial após osteotomia sagital de ramus split: seguimento com testes de electrodiagnóstico. J Korean Assoc Maxillofac Plast Reconstruir Surg 2011;33:190-7.

110. Luo Y, Svensson P, Jensen JD, Jensen T, Neuman B, ArendtNielsen L, et al. Teste sensorial quantitativo em pacientes com ou sem dor contínua um ano após cirurgia ortognática. J Oral Facial Pain Headache 2014;28:306-16.

111. Davis CM, Gregoire CE, Steeves TW, Demsey A. Prevalência de infecções de sítio cirúrgico após cirurgia ortognática: uma análise de coorte retrospectiva. J Oral Maxillofac Surg 2016;74:1199- 206.

112. Posnick JC, Choi E, Chavda A. Infecções do sítio cirúrgico após cirurgia bimaxilar ortognática, genioplastia óssea, e intranasal: um estudo de coorte retrospectivo. J Oral Maxillofac Surg 2016. doi: 10.1016/j.joms.2016.09.018. [Epub ahead of print].

113. Park CM, Choi KY, Heo SJ, Kim JS. Otite média unilateral com efusão causada por gaze cirúrgica retida como complicação iatrogênica involuntária de cirurgia ortognática: relato de caso. Br J Oral Maxillofac Surg 2014;52:e39-40.

114. Beshkar M, Hasheminasab M, Mohammadi F. Vertigem posicional paroxística benigna como complicação da cirurgia ortognática. J Craniomaxillofac Surgimento 2013;41:59-61.

115. Sammartino G, Mariniello M, Scaravilli MS. Vertigem posicional paroxística benigna após procedimento de elevação do piso do seio fechado: osteótomos de martelo vs. osteótomos aparafusáveis. Um ensaio aleatório triplo cego controlado. Clin Oral Implants Res 2011;22:669-72.

116. Tomasetti BJ, Broutsas M, Gormley M, Jarrett W. Falta de rasgão após a osteotomia de Le Fort I. J Oral Surg 1976;34:1095-7.

117. Lanigan DT, Romanchuk K, Olson CK. Complicações oftálmicas associadas à cirurgia ortognática. J Oral Maxillofac Surg 1993;51:480-94.

118. Virkkula P, Hurmerinta K, Löytönen M, Salmi T, Malmberg H, Maasilta P. Análise cefalométrica postural e resistência nasal em respiração com distúrbios do sono. Laringoscópio 2003;113:1166-74.

119. Kim T, Kim JY, Woo YC, Park SG, Baek CW, Kang H. Pneumomediastinum e pneumotórax após cirurgia ortognática: um relato de caso. Coreano J Anesthesiol 2010;59(Suppl):S242-5.

120. Choi SK, Yoon JE, Cho JW, Kim JW, Kim SJ, Kim MR. Mudanças do espaço aéreo e da posição do osso hióide após cirurgia de costas mandibulares utilizando a técnica de osteotomia bilateral sagital de ramus split. Maxillofac Plast Reconstr Surg 2014;36:185-91.

121. Soydan SS, Bayram B, Akdeniz BS, Kayhan Z, Uckan S. Mudanças nos prognósticos de vias aéreas difíceis após cirurgia de retrocesso mandibular. Int J Oral Maxillofac Surg 2015;44:1351-4.

122. Kim S, Kim SY, Kim GJ, Jung HD, Jung YS. Necrose parcial do segmento proximal mandibular após osteotomia do ramo vertical transoral. Maxillofac Plast Reconstruir Surg 2014;36:131-4.

123. Ishiguro K, Kobayashi T, Kitamura N, Saito C. Relação entre a gravidade do sono - respiração perturbada e morfologia craniofacial em pacientes japoneses do sexo masculino. Oral Surg Oral Med Oral Pathol Oral Radiol Endod 2009;107:343-9.

124. Hasebe D, Kobayashi T, Hasegawa M, Iwamoto T, Kato K, Izumi N, et al. Alterações nas vias aéreas orofaríngeas e função respiratória durante o sono após cirurgia ortognática em pacientes com prognatismo mandibular. Int J Oral Maxillofac Surg 2011;40:584-92.

125. Gu G, Gu G, Nagata J, Suto M, Anraku Y, Nakamura K, et al. Posição hióide, via aérea faríngea e postura da cabeça em relação à recidiva após o retrocesso mandibular na Classe III esquelética. Clin Orthod Res 2000;3:67-77.

126. Williams B, Indresano AT, O'Ryan F. Tromboembolismo venoso em cirurgia oral e maxilofacial: uma revisão da literatura. J Oral Maxillofac Surg 2011;69:840-4.

127. Forouzanfar T, Heymans MW, van Schuilenburg A, Zweegman S, Schulten EA. Incidência de tromboembolismo venoso em cirurgia oral e maxilofacial: uma análise retrospectiva. Int J Oral Maxillofac Surg 2010;39:256-9.

128. Pappa H, Richardson D, Niven S. Falso aneurisma da artéria facial como complicação da osteotomia sagital dividida. J Craniomaxillofac Surgimento 2008;36:180-2.

129. Dediol E. Pseudoaneurisma da artéria facial como complicação da osteotomia sagital dividida. Oral Surg Oral Med Oral PatholOral Radiol Endod 2010;110:683; resposta do autor 683-4.

130. Madani M, Veznedaroglu E, Pazoki A, Danesh J, Matson SL. Pseudoaneurisma da artéria facial como complicação tardia de osteotomia bilateral sagital dividida e traumatismo facial. Oral Surg Oral Med Oral Pathol Oral Radiol Endod 2010;110:579-84.

131. Hollin, S.A., Hayashi, H., e Gross, S.W. Abcessos intracranianos de origem odontogénica. Surgimento oral. Oral Med. Oral pathol. 23; 277, 1967

132. Baddaour, H.M ,Dust. N.L. e tilson, H.B. Abcessos do lobo frontal De origem odontogénica. Cirurgia oral. Med. oral. Oral pathol. 47; 303, 1979

133. Yen, P. T., Chan, S.T. e Hung, t s abcesso cerebral; com referências especiais a soureces otorrinolaringológicas de infecção. Otorrinolaringologia. Cirurgia de cabeça e pescoço.113; 15 , 1995

134. Dolan r.w e chowdhary , k. dignosis e tratamento de complicações intracranianas de infecções do seio paranasal do ar J. Oral e Maxillofac. Surg. 53; 1080, 1995.

135. Mathisen, g f e johnson j.p brain abcess. Clin infec.25, 763, 1997

136. Mathisen, g. e meyer r.d george, w.l carton brain abcess e cerebritisRev. Infect. Dis. (Suppl 1); S11, 1984

137. Chun et al. Brain abcess- Um estudo de 45 casos consecutivos Medicina .65; 415, 1986

138. Abcesso cerebral após cirurgia ortognática, livro de texto de Cirurgia plástica e reconstrutiva vol.104, no.2

139. Cheever DW. Deslocamento da mandíbula superior. Med Surg Rep Boston City Hosp 1870;1:156

140. Axhausen G. Sobre o tratamento de fracturas maxilares curadas e deslocadas obsoletas. Dstch Zahn Mund Kieferheilkd 1934;1:334

141. Converse JM, Horowitz SL. A abordagem cirúrgico-ortodôntica para o tratamento de deformidades dentofaciais. Am J Orthod 1969;55(3): 217-243

142. Scolozzi P. Distracção osteogénica na gestão da hipoplasia maxilar grave em pacientes com fissuras labiais e palatinas. J Craniofac Surg 2008;19(5):1199-1214

143. Proffifit WR, Turvey TA, Phillips C. Orthognathic surgery: um hierachy de estabilidade. Int J Orthognath Orthognath Surg 1996;11(3): 191-204

144. Chiapasco M, Romeo E, Coggiola A, Brusati R. Resultado a longo prazo de implantes dentários colocados em flflaps revascularizados sem fifibula utilizados para a reconstrução de defeitos maxilo-mandibulares devido a atrofia extrema. Clin Oral Implants Res 2011;22(1):83-91

145. Smatt Y, Ferri J. Estudo retrospectivo de 18 pacientes tratados por avanço maxilomandibular com procedimentos adjuvantes para a síndrome da apneia obstrutiva do sono. J Craniofac Surg 2005;16(5): 770-777

146. Bell WH, Jacobs JD. Correcção cirúrgico-ortodôntica da retrusão maxilar por osteotomia de Le Fort I e proplastos. J Maxillofac Surg 1980;8(2):84-94

147. Turvey TA, Fonseca RJ. A anatomia da artéria maxilar interna na fossa pterigopalatina: a sua relação com a cirurgia maxilar. J Oral Surg 1980;38(2):92-95

148. Bell WH, Fonseca RJ, Kenneky JW, Levy BM. Cura óssea e revascularização após osteotomia maxilar total. J Oral Surg 1975; 33(4):253-260

149. Patel PK, Novia MV. As ferramentas cirúrgicas: o LeFort I, osteotomia bilateral sagital dividida da mandíbula, e a genioplastia óssea. Clin Plast Surg 2007;34(3):447-475

150. Hackney FL, Nishioka GJ, Van Sickels JE. Morfologia do tecido mole frontal com duplo fecho em V-Y após a osteotomia de Le Fort I. J Oral Maxillofac Surg 1988;46(10):850-856

151. Marchetti C, Pironi M, Bianchi A, Musci A. Expansão palatal rápida assistida cirurgicamente versus osteotomia segmentar Le Fort I: estabilidade transversal ao longo de um período de 2 anos. J Craniomaxillofac Surgimento 2009;37(2): 74-78

152. Cheung LK, Chua HD, Hägg MB. Cleft maxillary distraction versus orthognathic surgery: clinical morbidities and surgical relapse.Plast Reconstr Surg 2006;118(4):996-1008, discussion 1009

153. Kramer FJ, Baethge C, Swennen G, et al. Complicações intra e perioperatórias da osteotomia de LeFort I: uma avaliação prospectiva de 1000 pacientes. J Craniofac Surg 2004;15(6):971- 977, discussão 978-979

154. Lanigan D, West R: Gestão da hemorragia pós-operatória após a osteotomia maxilar de Le Fort I. J Oral Maxillofac Surg 42:367, 1984

155. Emshoff R, Kranewitter R, Gerhard S, Norer B, Hell B. Efeito da osteotomia segmentar Le Fort I nas características de fluxo sanguíneo pulpar relacionadas com o tipo de dente maxilar. *Oral Surg Oral Med Oral Pathol Oral Radiol Endod* 2000;**89**:749-52.

156. Kramer FJ, Baethge C, Swennen G, Teltzrow T, SchulzeA, Berten J, et al. Complicações intra e perioperatórias da osteotomia de Le Fort I: uma avaliação prospectiva de 1000 pacientes. *J Craniofac Surg* 2004;**15**:971-9.

157. de Mol van Otterloo JJ, Tuinzing DB, Greebe RB, van der Kwast WA. Complicações intra e pós-operatórias precoces da osteotomia de Le Fort I. Um estudo retrospectivo de 410 casos. *J Craniomaxillofac Surg* 1991;**19**:217-22.

158. Tomasetti BJ, Broutsas M, Gormley M, Jarret W: Falta de rasgão após a osteotomia de Le Fort I. J Oral Surg 34: 1095-1097, 1976

159. Melsen B, Ousterhout DK: Anatomia e desenvolvimento da região pterigopalatomaxilar, estudada em relação às osteotomias de Le Fort. Ann Plast Surg 10: 16-28, 1987

160. Demas PN, Sotereanos GC: Incidência de lesão nasolacrimal e rinite atrófica associada à turbinectomia com osteotomias de Le Fort I. J Craniomaxfac Surg 17: 116-118, 1989

161. Lanigan DT, Romanchuk K, Olson CK: complicações oftálmicas associadas à cirurgia ortognática. J Oral Maxillofac Surg 51: 480-494, 1993

162. McDonald T, Pearson B: Acompanhamento da ligação da artéria maxilar para epistaxe. Arco Otolaryngol 106:635, 1980

163. Schilstra S, Marsman J: Embolização para epistaxe traumática. JCraniomaxillofac Surg 15:28, 1987

164. Hemmig S, Johnson R, Ferraro N: Gestão de um pseudoaneurisma rompido da artéria esfenopalatina após uma osteotomia de Le Fort I. JOral Maxillofac Surg 45:533, 1987

165. Solomons N, Blumgart R: Epistaxe tardia severa após a osteotomia de Le Fort I: Localização angiográfica e embolizatonização. J Largngol Otol 102:260, 1988

166. Rosnagle R, Allen W, Kier E, et al: Utilização de arteriografia selectiva no tratamento da epistaxe. Arco Otolaryngol 106:137, 1980

167. Pearson B, MacKenzie R, Goodman W: A base anatómica da transantralogação da artéria maxilar em epistaxe grave. Laringoscópio 79:969, 1969

168. Montgomery W, Katz R, Gable J: Anatomia e cirurgia da fossa pterigomaxilar. Ann Otol Rhinol Laryngol 79:606, 1970 .

169. Johnson L, Parkin J: Cegueira e oftalmoplegia total. Uma complicação de transantralogação da artéria maxilar interna para epistaxe. Arco OtolaryngoII02:501, 1976

170. Beall J, Scholl P, Jafek B: Total oftalmoplegia após ligação interna da artéria maxilar. Arco Otolaryngolll1:696, 1985

171. Kingsley D, O'Connor A: Embolização em otorrinolaringologia. J Laryngol Otol 96:439, 1982

172. Tadwalkar V, Santos V, Polisar I: Angiografia no tratamento de epistaxe grave. Garganta do nariz auricular J 64:60, 1985

173. Lanigan D, West R: Gestão da hemorragia pós-operatória após a osteotomia maxilar de Le Fort I. J Oral Maxillofac Surg 42:367, 1984

174. Rosenberg I, Austin J, Wright P, et al: O efeito da aligação experimental da artéria carótida externa e dos seus ramos principais na hemorragia da artéria maxilar. Int J Oral Surg 11:251, 1982

175. Schubert J, Schäfer R. Resultados da profilaxia perioperatória com antibióticos em cirurgia ortognática. Dtsch Z Mund Kiefer Gesichtschir 1990;14:96-98

176. Zijderveld SA, Smeele LE, Kostense PJ, Tuinzing DB. Profilaxia antibiótica pré-operatória em cirurgia ortognática: um estudo clínico aleatório, duplo-cego, e controlado por placebo. J Oral Maxillofac Surg 1999;57:1403-1406

177. Carroll W J et al : o efeito da osteotomia lefort 1 sobre o periodonto. J Cirurgia oral e maxilofac 1992;50 :128 - 32

178. Lanigan DT, Hey JH, West RA. Necrose asséptica após osteotomias maxilares: relatório de 36 casos. J Oral Maxillofac Surg 1990;48:142-156

179. Chen YR, Yeow VK. Osteotomia de múltiplos segmentos em cirurgia maxilo-facial. Plast Reconstr Surg 1999;104:381-388

180. Chepla KJ, Totonchi A, Hsu DP, Gosain AK. Pseudoaneurisma da artéria maxilar após a osteotomia de Le Fort I: tratamento usando a embolização arterial transcatérmica. J Craniofac Surg 2010;21:

1079–81

181. Zachariades N, Rallis G, Papademetriou G, Papakosta V, Spanomichos G, Souelem M. Embolização para o tratamento de pseudoaneurisma e transecção de vasos faciais. Oral Surg Oral Med Oral Pathol Oral Radiol Endod 2001;92: 491-4

182. Bradley JP, Elahi M, Kawamoto HK. Apresentação tardia do pseudoaneurisma após a osteotomia de Le Fort I. J Craniofac Surg 2002;13:746-50

183. Silva AC, O'Ryan F, Beckley ML, Young HY, Pobre D. Pseudoaneurisma de um ramo da artéria maxilar após osteotomia sagital sagital de ramo: relato de caso e revisão da literatura. J Oral Maxillofac Surg 2007;65:1807-16

184. Manafi A, Ghenaati H, Dezham F, Arshad M. Hemorragia nasal maciça repetida após osteotomia bimaxilar. J Craniofac Surg 2007;18:1491-3

185. Pappa H, Richardson D, Niven S. Falso aneurisma da artéria facial como complicação da osteotomia sagital dividida. J Craniomaxillofac Surgimento 2008;36:180-2

186. Bynoe RP, Kerwin AJ, Parker HH 3rd, Nottingham JM, Bell RM, Yost MJ et al. Les lesões maxilo-faciais e hemorragia com risco de vida: tratamento com embolização arterial transcatérmica. J Trauma 2003;55:74-9

187. Roe PG. As vias respiratórias superiores e a hipoxemia pós-operatória. In: Jones JG, editor. CD de manuseamento. A anestesiologia clínica de Bailliere. Londres: WB Saunders; 1995. p. 337-57.

188. Aziz SR, Agnihotri N, Ziccardi VB. Colapso lobar imediatamente após cirurgia ortognática. J Oral Maxillofac Surg 2010 Set;68(9):2335-8.

189. R.W. Light, Y.C.G.Lee. Pneumotórax, quilotórax, hemotórax, e fifibrothorax. Murray & Nadel's textbook of respiratory medicine. sexta ed. [Capítulo 81], p 1439-1460.

190. Kim T, Kim JY, Woo YC, et al. Pneumomediastino e pneumotórax após cirurgia ortognática - um relato de caso. Kor J Anesthesiol 2010 Dez;59(Suppl):S242-5.

191. Edwards DB, Scheffer RB, Jackler I. Pneumomediastino pós-operatório e pneumotórax após cirurgia ortognática. J Oral Maxillofac Surg 1986 Fev; 44(2):137-41

192. Skoretz SA, Flowers HL, Martino R. A incidência de disfagia após entubação endotraqueal: uma revisão sistemática. Peito 2010 Mar;137(3):665-73.

193. Chebel NA, Ziade D, Achkouty R. Pneumotórax bilateral e pneumomediastino após tratamento com pressão positiva contínua nas vias respiratórias após cirurgia ortognática. Br J Oral Maxillofac Surg 2010 Jun;48(4):e14-5.

194. Kim MJ, Park I, Park JM, et al. Revisão sistemática e meta-análise da gestão inicial do pneumotórax em adultos: drenagem do tubo intercostal versus outros métodos invasivos. PloS One 2017 Jun 22;12(6):e0178802.

195. Ow A, Cheung LK. Estabilidade esquelética e complicações de osteotomias sagitais divididas bilateralmente e osteogénese de distração mandibular: uma revisão baseada em evidências. J Oral Maxillofac Surg 2009;67(11): 2344-2353

196. McCarthy JG, Katzen JT, Hopper R, Grayson BH. A quinquagésima primeira década da distracção mandibular: lições que aprendemos. Plast Reconstr Surg 2002;110(7):1704-1713

197. Aziz SR. Simon P. Hullihen e a origem da cirurgia ortognática. J Oral Maxillofac Surg 2004;62(10):1303-1307

198. Steinhäuser EW. Desenvolvimento histórico da cirurgia ortognática. J Craniomaxillofac Surg 1996;24(4):195-204

199. Obwegeser HL. Cirurgia ortognática e uma história de como três procedimentos vieram a ser: uma carta para as próximas gerações de cirurgiões. Clin Plast Surg 2007;34(3):331-355

200. Caldwell JB, Letterman GS. Osteotomia vertical no ramo mandibular para correcção do prognatismo. J Oral Surg (Chic) 1954;12(3): 185-202

201. Trauner R, Obwegeser H. A correcção cirúrgica do prognatismo mandibular e do retrognatismo com consideração de genioplastia. I. Os procedimentos cirúrgicos para corrigir o prognatismo mandibular e a remodelação do queixo. Oral Surg Oral Med Oral Pathol 1957;10(7):677-689

202. Dal Pont G. Osteotomia retromolar para a correcção do prognatismo. J Oral Surg Anesth Hospital Dent Serv 1961;19:42-47

203. Takahashi H, Moriyama S, Furuta H, Matsunaga H, Sakamoto Y, Kikuta T. Três desenhos de osteotomia lateral para osteotomia bilateral dividida sagital: avaliação biomecânica com análise tridimensional de elementos finitos. Head Face Med 2010;6:4

204. Marquez IM, Stella JP: Modificação da osteotomia sagital de ramus split para evitar uma fractura desfavorável em torno de terceiros molares impactados. Int J Orthognath Orthognath Surg 13:183, 1998

205. O'Ryan FS: Complicações da cirurgia ortognática. Oral Maxillofac Surg Clin North Am 2:593, 1990

206. Precious DS, Lung KE, Pynn BR, et al: Prence of impactted teeth as a determining factor of unfavorable splits in 1256 sagittal split osteotomies. Oral Surg Oral Med Oral Pathol 85:362, 1998

207. Tucker MR: Osteotomia sagital de ramus com e sem terceiros molares. J Oral Maxillofac Surg 53:80, 1995

208. Wolford LM, Bennett MA, Rafferty CG: Modificação da osteotomia sagital dividida do ramo mandibular. Oral Surg Oral Med Oral Pathol 64:146, 1987

209. Guersney LH, DeChamplain: Sequelas e complicações da osteotomia intra-oral sagital do rami mandibular. Oral Surg Oral Med Oral Pathol 32:176, 1971

210. Turvey TA: Complicações intra-operatórias da osteotomia sagital do ramo mandibular: Incidência e gestão. J Oral Maxillofac Surg 43:504, 1985

211. Epker BN, Stella JP, Fish LC: Deformidades Dentofaciais. Correcção Ortodôntica e Cirúrgica Integrada, vol 1 (ed 2). St Louis, MO Mosby, 1995, pp 193-367

212. Terry BC, White RR Jr: Cirurgia do ramo mandibular, *em* Proffifit WR, White RP Jr (eds): Tratamento Cirúrgico-Ortodôntico. St Louis, MO, Mosby, 1991, pp 264-274

213. Epker BN, Fish LC: Deformidades Dentofaciais. Correcção Ortodôntica e Cirúrgica Integrada, vol 1 (ed 1). St Louis, MO, Mosby, 1986, p 232

214. Smith BR, Rajchel JL, Waite DE, et al: Anatomia do ramo mandibular no que diz respeito à osteotomia medial da osteotomia sagital do ramo dividido. J Oral Maxillofac Surg 49:12, 1991

215. Schubert W, Kobienia BJ, Pollock RA: Área transversal da mandíbula. J Oral Maxillofac Surg 55:689, 1997

216. Kaplan PA, Tu HK, Koment MA, et al: Radiografia após cirurgia ortognática, II. Complicações cirúrgicas. Radiografia 166:199, 1988

217. Jonsson E, Svatrz K, Welander V: Sagittal split technique. Parte I. Condições pós-operatórias imediatas: Um estudo de seguimento radiográfico. Int J Oral Surg 8:75, 1979

218. Lanigan DT, HeyJ, West RA: Hemorragia após osteotomias mandibulares: um relatório de 21 casos. J Oral Maxillofac Surg 49: 713-724, 1991

219. MacIntosh RB: Experiência com a osteotomia sagital do ramo mandibular: uma revisão de 13 anos. J Maxillofac Surg 9: 151-165, 1981

220. Marciani RD, Dickson LG: Transfusão autóloga em cirurgia ortognática. J Oral Maxillofac Surg 43: 201-204, 1985

221. TurveyTA: Complicações intra-operatórias da osteotomia sagital do ramo mandibular: incidência e gestão. J Oral Maxillofac Surg 43: 504-509, 1985

222. Acebal-Bianco F, Vuylsteke PL, Mommaerts MY, De Clercq CA: Complicações peri-operatórias em cirurgia ortopédica correctiva facial: um estudo retrospectivo de 5 anos. J Oral Maxillofac Surg 58: 754-760, 2000

223. Asbury AK, Johnson PC: Patologia do nervo periférico. Em Bennington JL (Ed): Major Problems in Pathology, Vol9. Philadelphia, WB Saunders Co. pp 50-64

224. Mehra P, Castro V, Freitas RZ, Wolford LM. Complicações da osteotomia sagital sagital do ramo mandibular associada com a presença ou ausência de terceiros molares. J Oral Maxillofac Surg 2001;59:854-9.

225. El Deeb M, Wolford L, Bevis R. Complicações da cirurgia ortognática. Clin Plast Surg 1989;16:825-40.

226. Kriwalsky MS, Veras RB, Maurer P, Eckert AW, Schubert J. Factores de risco para uma má divisão durante a osteotomia sagital da divisão. Br J Oral Maxillofac Surg 2008;46:177-9.

227. Precious DS, Lung KE, Pynn BR, Goodday RH. Presença de dentes impactados como factor determinante de divisões desfavoráveis em 1256 osteotomias sagitais divididas. Oral Surg Oral Med Oral Pathol Oral Radiol Endod 1998;85:362-5.

228. Gallagher DM, Epker BN: Infecção após correcção cirúrgica intra-oral de deformidades dentofaciais: uma revisão de 140 casos consecutivos. J Oral Surg 38: 117-120, 1980

229. BuckleyMJ, Tulloch JF, White Jr. RP, Tucker MR: Complicações da cirurgia ortognática: uma comparação entre a cinixação do fio e a cinixação interna rígida. Int J Orthognath Orthognath Surg 4: 69-74, 1989

230. Jonsson E, Svartz K, Welander U: Sagittal split technique. III. Condições de repouso pós-operatório. Um estudo de seguimento radiográfico. Int J Oral Surg 8: 89-94, 1979

231. Grammer FC, Meyer MW, Richter KJ: Um estudo radioisótopo da resposta vascular à osteotomia sagital dividida do ramo mandibular. J Oral Surg 32: 578-582, 1974

232. Strauss RA, Rubenstein LK: Uma técnica para o acompanhamento preciso a longo prazo das alterações posicionais de segmento após osteotomias sagitais divididas. J Oral Maxillofac Surg 51:815, 1993

233. Mobarak KA, Espeland L, Krogstad O, et al: Cirurgia de avanço mandibular em pacientes de alto ângulo e baixo ângulo classe II:Diferentes respostas esqueléticas de longo prazo. Am J Orthop Ortodontia Dentofacial 119:368, 2001

234. Schendel SA, Epker BN: Resultados após cirurgia de avanço mandibular: Uma análise de 87 casos. J Oral Surg 38:265, 1980

235. Wang RY, Ma XC, Zhang WL, et al: Investigação do espaço da articulação temporomandibular de adultos saudáveis utilizando tomografia computorizada de feixe cónico. Beijing Da Xue Xue Bao 39: 503, 2007

236. Pullinger AG, Solberg WK, Hollender L, et al: Relação da posição condilar mandibular com factores de oclusão dentária numa população assintomática. Am J Orthop Dentofacial Orthop 91:200, 1987

237. Katsavrias EG, Halazonetis DJ: Forma côndilo e fossa em padrões esqueléticos de Classe II e Classe III: Um estudo morfométrico tomográfico. Am J Ortopedia Dentofacial Orthop 128:337, 2005

238. Rodrigues AF, Fraga MR, Vitral RW: Avaliação tomográfica computorizada da articulação temporomandibular em doentes com má oclusão de Classe II Divisão 1 e de Classe III: Simetria condilar e relação côndilo-fossa. Am J Ortopedia Ortodôntica Dentofacial 136:199, 2009

239. Pullinger e Hollender : Variação nas relações côndilo - fossa de acordo com diferentes métodos de avaliação em tomogramas, Oral Surg Oral Med Oral Pathol 62;719,1986

240. DuBrul E: Sicher's Oral Anatomy. St Louis, MO: CV Mosby, 1980

241. Stahl F, Baccetti T, Franchi L, et al: Alterações de crescimento longitudinal em sujeitos não tratados com maloclusão de Classe II Divisão 1. Am J Ortopedia Ortodôntica Dentofacial 134:125, 2008

242. Paulsen HU: Alterações morfológicas dos côndilos da ATM de 100 pacientes tratados com o aparelho Herbst no período da puberdade até à idade adulta: Um estudo radiográfico a longo prazo. Eur J Ortodontia 19:657, 1997

243. Pancherz H, Fischer S: Quantidade e direcção das alterações de crescimento da articulação temporomandibular no tratamento Herbst: Uma investigação cefalométrica a longo prazo. Angle Orthod 73:493, 2003

244. Van Sickels JE, Tiner BD, Keeling SD, et al: Posição condilar com fifixação rígida versus osteossíntese de fio de um avanço sagital dividido. J Oral Maxillofac Surg 57:31, 1999

245. Motta AT, de Assis RCF, Cevidanes LH, et al: Avaliação da cirurgia de avanço mandibular com sobreposição de modelos de TCFC 3D. Imprensa Dentária J Ortodontia 15:41e, 2010

246. Fernandez SJ, Gomez GJ, Alonso DHJ, et al: Alterações morfométricas e morfológicas na articulação temporomandibular após cirurgia ortognática: Estudo prospectivo de ressonância magnética e tomografia computorizada. J Craniomaxillofac Surg 25:139, 1997

247. Scheerlinck JP, Stoelinga PJ, Blijdorp PA, et al: Sagittal split advancement osteotomies estabilizadas com miniplacas. Um seguimento de 2-5 anos. Int J Oral Maxillofac Surg 23:127, 1994

248. Borstlap WA, Stoelinga PJ, Hoppenreijs TJ, et al: Estabilização de osteotomias sagitais de avanço dividido com miniplacas: Um estudo prospectivo, multicêntrico com seguimento de dois anos. Parte III- Remodelação e reabsorção de condilares. Int J Oral Maxillofac Surg 33:649,

249. Arnett GW, Milam SB, Gottesman L: Retrusão mandibular progressiva - reabsorção idiopática do côndilo. Parte I. Am J Ortopedia Dentofacial Ortopédica 110:8, 1996

250. Arnett GW, Milam SB, Gottesman L: Reabsorção progressiva do côndilo de retrusão-idiopática mandibular. Parte II. Am J Ortopedia Ortodôntica Dentofacial 110:117, 1996

251. Hwang SJ, Haers PE, Zimmermann A, et al: Factores de risco cirúrgico para reabsorção do côndilo após cirurgia ortognática. Oral Surg Oral Med Oral Pathol Oral Radiol Endod 89:542, 2000

252. Hwang SJ, Haers PE, Seifert B, et al: Factores de risco não cirúrgicos para reabsorção do côndilo após cirurgia ortognática. J Craniomaxillofac Surg 32:103, 2004

253. Moore KE, Gooris PJ, Stoelinga PJ: O papel contribuinte da reabsorção condilar para a recidiva esquelética após cirurgia de avanço mandibular: Relatório de cinquenta casos. J Oral Maxillofac Surg 49:448, 1991

254. Hoppenreijs TJ, Freihofer HP, Stoelinga PJ, et al: Remodelação e reabsorção de condilares após Le Fort I e osteotomias bimaxilares em pacientes com mordedura aberta anterior. Um estudo clínico e radiológico. Int J Oral Maxillofac Surg 27:81, 1998

255. Hwang SJ, Haers PE, Sailer HF: O papel de um pescoço condilar inclinado posteriormente na reabsorção condilar após cirurgia ortognática. J Craniomaxillofac Surg 28:85, 2000

256. De Bont LG, Boering G, Liem RS, et al: Osteoartrose da articulação temporomandibular: Um estudo microscópico electrónico leve e de varrimento da cartilagem articular do côndilo mandibular. J Oral Maxillofac Surg 43:481, 1985

257. Singh GP, Chowdhury T. Ligações cérebro e coração: o reflexo trigeminocardiaco! Cuidados com os critérios do Neuroanestésiol. 2017;4:71–77.

258. Schaller B, Cornelius JF, Prabhakar H, et al; Trigemino-Cardiac Reflexination Examination Group (TCREG). O reflexo trigemino-cardíaco: uma actualização dos conhecimentos actuais. J Neurosurg Anesthesiol. 2009;21:187-195.

259. Chowdhury T, Mendelowith D, Golanov E, et al; Grupo de Exame TrigeminoCardiac de Reflexão. Trigeminocardiac reflex: o actual conhecimento clínico e fisiológico. J Neurosurg Anesthesiol. 2015;27:136-147

260. Strauss RA, Abubaker AO. Genioplastia: um caso para osteotomia avançada. J Oral Maxillofac Surg 2000;58:783Y787

261. Farin~a R, Valladares S, Rojas F. Genioplastia em forma de M: uma nova técnica cirúrgica para o aumento sagital e vertical do queixo: três relatos de casos. J Oral Maxillofac Surg 2012;70:1177Y1182

262. Gianni AB, D'Orto O, Biglioli F, et al. Alterações neurosensoriais do nervo alveolar e mental inferior após genioplastia isolada ou associada a osteotomia sagital do ramo mandibular. J Craniomaxillofac Surgimento 2002;30:295Y303

263. Rubens BC, West RA. Ptose do queixo e incompetência labial: consequências da perda do apoio muscular mentalis. J Oral Maxillofac Surg 1989;47:359Y366

264. Richard O, Ferrare JJ, Cheynet F, et al. Complicações da genioplastia. Rev Stomatol Chir Maxillofac 2001;102:34Y39

265. Richard O, Ferrare JJ, Cheynet F, et al. Complicações da genioplastia. Rev Stomatol Chir Maxillofac 2001;102:34Y39

266. van Butsele B, Neyt L, Abeloos J. Fractura mandibular: uma complicação invulgar após osteotomia do queixo. Acta Stomatol Belg 1993;90:189Y193

267. Persson M, Thilander B: Fechamento da sutura palatal no homem dos 15 aos 35 anos de idade. Am J Ortodontia 72:42, 1977

268. Philips C, Medland WH, Fields HW, et al: Estabilidade da expansão maxilar cirúrgica. Int J Orthognath Orthognath Surg 7:139, 1992

269. Baías RA, Greco JM: Expansão palatal rápida assistida cirurgicamente: Uma técnica ambulatorial com estabilidade a longo prazo. J Oral Maxillofac Surg 50:110, 1992

270. Alpern MC, Yurosko JJ: rápida expansão palatal em adultos com e sem cirurgia. Angle Orthod 57:245, 1987

271. Mehra P, Cottrell DA, Caiazzo A, et al: Ameaça de vida, epistaxe retardada após expansão palatal rápida assistida cirurgicamente: Um relatório de caso. J Oral Maxillofac Surg 57:201, 1999

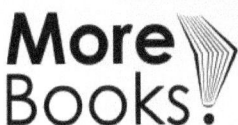

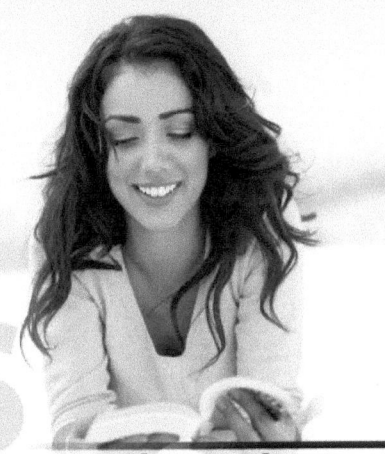

I want morebooks!

Buy your books fast and straightforward online - at one of world's fastest growing online book stores! Environmentally sound due to Print-on-Demand technologies.

Buy your books online at
www.morebooks.shop

Compre os seus livros mais rápido e diretamente na internet, em uma das livrarias on-line com o maior crescimento no mundo! Produção que protege o meio ambiente através das tecnologias de impressão sob demanda.

Compre os seus livros on-line em
www.morebooks.shop

info@omniscriptum.com
www.omniscriptum.com

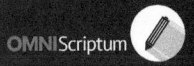

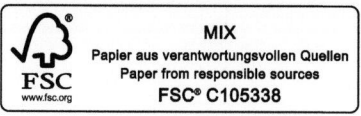

Printed by Books on Demand GmbH, Norderstedt / Germany